**Studien zum sozialen Dasein der Person**

herausgegeben von

Prof. Dr. Frank Schulz-Nieswandt

Band 38

Frank Schulz-Nieswandt

# Rekonstruktive Sozialforschung als strukturale Hermeneutik

## Eine dichte Grundlegung

Nomos

Onlineversion
Nomos eLibrary

**Die Deutsche Nationalbibliothek** verzeichnet diese Publikation in der Deutschen Nationalbibliografie; detaillierte bibliografische Daten sind im Internet über http://dnb.d-nb.de abrufbar.

ISBN 978-3-8487-6365-8 (Print)

ISBN 978-3-7489-0465-6 (ePDF)

1. Auflage 2021

## Inhaltsverzeichnis

# Verzeichnis der Exkurse

# Zusammenfassung / Summary

Mit besonderem Bezug auf die Werke von Ulrich Oevermann und Fritz Schütze wird eine dichte Grundlegung der Logik rekonstruktiver Sozialforschung aus der Perspektive einer strukturalen Hermeneutik skizziert. Dabei werden mit Blick auf die Wesensbestimmungen des Gegenstandes »soziale Wirklichkeit« vor allem auch die sozialontologischen Voraussetzungen dieser Methodologie dargelegt. Die erkenntnis- und wissenschaftstheoretischen Hintergründe ansprechend, werden die methodologischen Konturen und die Forschungsfragestellung dieser Richtung rekonstruktiver Sozialforschung mit Blick auf die spezifische Theorie des Subjekts und dessen Stellung in der Welt herausgearbeitet. Dabei kommen Strukturalismus und Hermeneutik zur Synthese. Soziologie kommt hierbei nicht ohne Psychoanalyse innerer Arbeitsapparate des Menschen aus.

With special reference to the works of Ulrich Oevermann and Fritz Schütze the book is a dense foundation of the logic of reconstructive social research from the perspective of structural hermeneutics. In this context the explanation put the focus on the social ontological prerequisites of the methodology. Against the background of aspects of knowledge theory and science theory the explanation put the emphasis on the appropriate theory of the decentralized embedded subject in relation the world around him. A synthesis of structuralism and hermeneutics will be possible. In this context sociological theory cannot be appropriately understood without psychoanalysis of the deep mechanism of intra-individual work apparatus.

# Vorwort

Die vorliegende Arbeit geht zurück auf einen komplexen Besprechungsessay[1] zu den spannenden Selbsterzählungen[2] zweier großer Köpfe der rekonstruktiven Sozialforschung. Sie tun damit etwas, was sie selbst erforscht haben: die Rolle des Menschen als *homo narrator*[3] spielen: also die sozialen Praktiken des Erzählens, begriffen als »Anthropologikum«, selber zu praktizieren. Die beiden zentralen Figuren der Analyse der hier vorliegenden Arbeit sind demnach »Narrationsanimateure«[4] in eigener Sache.

Im Kern behält die vorliegende Arbeit diese Besprechung im Zentrum von Teil IV, aber bereits vertiefend im Kommentar, bei. Die angegebenen Seitenzahlen – jeweils in Klammern: z. B. als (S. 33) – beziehen sich auf die Buchseiten der bei „Socialnet" besprochenen Publikation. Dieser Kern ist hier nun aber breiter und tiefer entfaltet und durch einen ganzen Apparat an Quellenbezügen ergänzt. Diese Quellen haben verschiedene Funktionen: Sie sollen belegen, verweisen und auf Kontroversen hinweisen, Vorschläge für Vertiefungen oder auch Angabe von Gegenpositionen sein. Vor allem die Darlegungen in den Teilen V bis X breiten das Anliegen der vorliegenden Abhandlung aus.

---

1 Frank Schulz-Nieswandt. Rezension vom 14.10.2020 zu: Detlef Garz, Klaus Kraimer, Gerhard Riemann (Hrsg.): Im Gespräch mit Ulrich Oevermann und Fritz Schütze. Einblicke in die biographischen Voraussetzungen, die Entstehungsgeschichte und die Gestalt rekonstruktiver Forschungsansätze. Verlag Barbara Budrich GmbH (Opladen, Berlin, Toronto) 2019. ISBN 978-3-8474-0656-3. In: socialnet Rezensionen, ISSN 2190-9245, https://www.socialnet.de/rezensionen/26163.php, Datum des Zugriffs 15.10.20.

2 Dazu auch Rosenthal G (1995) Erlebte und erzählte Lebensgeschichte. Gestalt und Struktur biographischer Selbstbeschreibung. Campus, Frankfurt am Main-New York. Ferner: Rosenthal G (2011) Interpretative Sozialforschung. 3., akt. u. erg. 3. Aufl. Juventa, Weinheim und München. Vgl. auch Lessau M (2019) Selbstverstehen und Fremdverstehen. Diltheys Autobiographiekonzept als Grundlage der Geisteswissenschaften. Ergon in Nomos, Baden-Baden.

3 Boesch E E (2000) Homo narrator - der erzählende Mensch. *Handlung, Kultur, Interpretation. Zeitschrift für Sozial- und Kulturwissenschaften* (9): 205–230.

4 Bude H (1985) Der Sozialforscher als Narrationsanimateur. Kritische Anmerkungen zu einer erzähltheoretischen Fundierung der interpretativen Sozialforschung. *Kölner Zeitschrift für Soziologie und Sozialpsychologie* (37): 327–336.

Meine mich antreibende Zielsetzung kann ich ableiten: In dem Besprechungsessay vertrat ich u. a. die These, die Publikation könnte sogar als eine andere Art und Weise[5] einer Einführung in die Forschungslogik rekonstruktiver Sozialforschung dienen. Ich greife diese These auf, und lege nunmehr in aller Dichte eine solche Einführung vor, damit auch eigene Überlegungen, die ich bislang noch nicht gut ausgearbeitet habe[6], aufgreifend.

5 Schütze F (2005) Eine sehr persönlich generalisierte Sicht auf qualitative Sozialforschung. Zeitschrift für Bildungs-, Beratungs- und Sozialforschung 6 (2): 211-248.

6 Schulz-Nieswandt F (2016) Sozialökonomie der Pflege und ihre Methodologie. Nomos, Baden-Baden: 53 ff; 50 ff.; Schulz-Nieswandt F & Sauer M (2010) Qualitative Sozialforschung in der Gerontologie forschungsstrategische Überlegungen und implizite Anthropologie in der Gegenstandsbestimmung. In Meyer-Wolters H u. a. (Hrsg) Transdisziplinäre Alternsstudien. Gegenstände und Methoden. Würzburg: Königshausen & Neumann, Würzburg: 93-117.

# Einleitung

„Glaubst du an die Wirklichkeit?" wurde Bruno Latour[7] wohl einmal gefragt.[8] Das berührt den seit langem geführten Streit zwischen Realismus und Anti-Realismus[9] in der Erkenntnistheorie. Und davon sind sodann natürlich auch die Debatten in der Wissenschaftstheorie berührt.

*Exkurs: Ding an sich, Unsinn, Privatsprache und Sprachspiele als Akte der Wirklichkeitserzeugung*

Beginnen wir gleich mit einem Exkurs: Es geht um Annäherungen, hierbei an Ludwig Wittgenstein anknüpfend, an die Welt der Privatsprache oder Warum wir doch sinnhaft über das Unsagbare sprechen müssen. Es geht um den Beitrag zur Möglichkeit und zu den Grenzen der Wissenschaft, aber auch der Alltagshermeneutik als Erkenntnisformen bei Ludwig Wittgenstein. Ja, Kant hat Recht: Die Welt an sich kennen wir nicht, weil wir nicht mit ihr identisch sind. Es ist das Andere bzw. ein Du mir gegenüber, zum Teil schweigend, zum Teil sprechend. Ich muss mir den Sinn, also die Bedeutungen der Welt, erst erschließen. Finde ich das Schloss der Tür zu diesem verschlossenen Raum? Habe ich sodann den passenden Schlüssel? Öffne ich den Raum, so mag er immer noch dunkel sein. Dann muss ich ihn ausleuchten. Doch wie stelle ich die Lichter auf? Wie beleuchte ich? Wie hell, wie dunkel, wie schattiert? Von welcher Farbe ist das Licht? Doch geht die Geschichte weiter. Gibt es Verstecke? Doppelte Böden?

Selbst wenn ich das Du selbst wäre, stehe ich zwar nicht mehr vor dem Problem des Fremdverstehens, aber vor dem Problem des Selbstverstehens. Oder ist das eigene Selbst ein Fremdes? Seit Freud müssen wir uns selbst als verdächtig einstufen. Das Unbewusste: verborgene Tiefen, verschüttete Schichten, ein gefiltertes Selbst, das selbst als Konstrukt, selbst ein Ding an

---

7 Latour B (2002) Die Hoffnung der Pandora. Untersuchungen zur Wirklichkeit der Wissenschaft. 6. Aufl. Suhrkamp, Frankfurt am Main.

8 Vgl. auch Gloy K (2015) Was ist die Wirklichkeit? Fink, Paderborn.

9 Forum für Philosophie Bad Homburg (Hrsg) (1991) Realismus und Anti-Realismus. 2. Aufl. Suhrkamp, Frankfurt am Main.

sich. Verstehen wir das Problem psychoanalytisch[10] mit Rückgriff auf große Dichtung[11]: Das Ich, das ist ein Anderer!

Jenseits der Fragen zur inneren Kohärenz und zu den mutativen Wandlungen als Brüche des Werkes von Wittgenstein im Lebenslauf: Wenn im „Tractatus logico-philosophicus"[12] der Kernsatz lautet, dass man darüber schweigen muss, über was man (nicht sinnvoll) reden kann, so könnte hier durchaus das Verständnis des Problems der Unmöglichkeit des Verstehens einer »Privatsprache«[13] im Spätwerk der „Philosophische(n) Untersuchungen[14]" bei Wittgenstein anknüpfen. Über das Innere der Psyche des Menschen als ein Anderer kann ich nicht sprechen, nichts aussagen, weil ich keinen »endgültig gültigen« Zugang habe. Wir vermuten, dass es dieses Innere (an sich) gibt, dass es eine Unmittelbarkeit für sich, aber eben in diesem Modus der Verschlossenheit, selbst hat. Das Innere ist die Welt der Privatsprache. Wir haben dieses Innere jedoch indirekt, mittelbar. Mit Freud können wir im Gespräch Interpretationen versuchen. Darüber handelte schon Paul Ricoeur[15] in seiner Freud-Interpretationen als hermeneutische Metatheorie der Psychoanalyse. Aber diese Interpretationen sind Interpretationen der symbolischen Ausdrucksformen als äußere Schichten einer »black-box« (der Karton, in dem man einen Käfer seiend vermutet, um nahe bei Wittgenstein zu bleiben). Wir können demnach im Modus der Vermutung über die Bedeutungsinhalte der inneren Welt der uns verschlossenen Privatsprache sprechen, doch bleibt es immer eine Repräsentation des im »für sich« abgeschlossenen »an sich«. Aber bereits diese »Phänomenologie des Geistes« der Metatheorie der hermeneutischen Möglichkeiten setzt eine nie beweisbare Annahme voraus, nämlich dass es das »für sich seiende Ding an sich« gibt. Doch entscheiden wir uns in existenzialer Freiheit zu dieser Annahme: Nehmen wir 1) die Position eines konstruktiven Realismus ein und nehmen wir 2) ferner die Position ein, wir könnten eine Methodologie einer re-konstruktiven Forschungslogik der verborge-

---

10 Pagel G (2002) Lacan zur Einführung. 4. Aufl. Junius Verlag, Hamburg: 23–38.

11 Boetius H (2014) Ich ist ein Anderer. Das Leben des Arthur Rimbaud. btb, Berlin.

12 Wittgenstein L (1998) Logisch-philosophische Abhandlung, Tractatus logico-philosophicus. Kritische Edition. Suhrkamp, Frankfurt am Main.

13 Kripke S A (1987) Wittgenstein über Regeln und Privatsprache. Eine elementare Darstellung. Frankfurt am Main.

14 Wittgenstein L (2003) Philosophische Untersuchungen. Suhrkamp, Frankfurt am Main .

15 Ricoeur P (1974) Die Interpretation. Ein Versuch über Freud. (1965). Suhrkamp, Frankfurt am Main.

nen Welt entwickeln, die, noch einen Schritt weiter gehend, 3) mutig auf diesem wackligen Boden fragiler Axiomatik ihre Validation in der Abstützung der Interpretationen durch strukturelle Einbindung von generativ bedeutsamen Kontexten der symbolischen Ausdrucksformen der verborgenen Bedeutung abgeschlossener Innenräume des Menschen finden könnte: Dann sind wir in Wittgensteins Welt der »Sprachspiele« inter-subjektiver Verständigungen über den möglichen Sinn der Situation des Subjekts in der sozialen Welt als Erlebnisraum des Kosmos, in dem das Subjekt »geworfen« gestellt ist. So wie der Theologe Paul Tillich sagt, wir können über Gott nur im Modus des Symbols[16] Gott denken und reden, nie über Gott selbst, und daher nur mit Blick auf die Bedeutung, die Gott im Lichte unserer eigenen existenziellen Anfragen - also als (korrespondenzlogische) Korrelation zwischen Ruf (als existenzieller »Schrei« des Menschen) und Antwort (Gottes), also nicht als „top-down"-Offenbarung, sondern als „bottom-up"-Öffnung hin zum ganz Anderen - für uns haben kann, so erkennen wir in dieser Figur Gottes als der Ganz Andere nur die Verallgemeinerung des Mitmenschen, den wir an sich nicht haben, weil er für sich ist, den wir uns aber - in Reziprozität - aufschließen müssen, weil wir in unserer Personalität nur im Modus der Rolle des Mitmenschen[17] sind. In den Sprachspielen unserer Bemühungen, das Unmögliche möglich zu machen, also die Innenwelt der Privatsprache öffentlich dem dialogischen Zwischenraum der Subjekte zugänglich zu machen, wird Sprache zum Medium von Wahrheitsspielen, in denen durch soziale Praktiken Akte der Wirklichkeitserzeugung stattfinden: Die Sprechakte werden zu Akten struktur-genetisch eingelassener Akteure, so die mutige Entscheidung der Wissenschaft zu einer Methododologie re-konstruktiver Sozialforschung auf der Grundlage einer Metatheorie strukturaler Hermeneutik des de-zentrierten Subjekts.

Bleiben wir noch beim Käfer im Karton. Mag es um die Maikäfer gehen, die Reinhard Mey besungen hat. Und fabulieren wir. Zunächst ist es im Lichte der »Ding an sich«-Onto-Epistemologie wichtig zu erkennen, dass der Käfer im Karton auch dann eine soziale Tatsache ist, wenn er gar nicht drin ist, vom Eigentümer des Kartons aber in seiner Existenz konstatiert wird. Denn der Sprecher dieser Behauptung hat damit im Akt des Spre-

---

16 Danz C, Schüßler W & Sturm E (Hrsg) (2007) Das Symbol als Sprache der Religion. LIT, Wien/Münster.

17 Wiedebach K (Hrsg) (2010) „Kreuz der Wirklichkeit" und „Stern der Erlösung". Die Glaubens-Metaphysik von Eugen Rosenstock-Huessy und Franz Rosenzweig. Alber, Freiburg im Breisgau - München.

chens eine Wirklichkeit geschaffen. Doch was war die Absicht, der Sinnzusammenhang? Was bezweckt er mit Blick auf den Mitmenschen als Empfänger dieser objektiv falschen Behauptung, die somit objektiven Status bekommen hat? Auf die Bitte, den Karton zu öffnen, um den Käfer zu zeigen, öffnet der angefragte Käfersammler den Karton und der interessierte Nachfrager blickt in die Leere. Hatte Reinhart Mey nicht besungen, es gäbe keine Maikäfer mehr und sie gingen uns Menschen in dieser Eigenschaften nur ein Stück voraus? Es ist also eine ökologische Botschaft, die mit dieser »kreativen und produktiven, weil kritischen Lüge[18]« als auf Wahrheit pochende Hypothese über eine anstehende Krise des Lebens kommunikativ transportiert wird. Der nicht vorhandene Käfer ist plötzlich zu sehen, obwohl er nicht da ist, es kann imaginiert werden, weil er vermisst wird, verloren gegangen ist. Er ist nicht da und ist zugleich da, abwesend und anwesend zugleich. Dieser Status der abwesenden Anwesenheit ist der semantische Kern des pragmatischen Sprachspiels und verweist uns auf kritisch-ökologische Reflexionsschichten des Kartonbesitzers und auf die genetischen Kontexte dieser Erzählung über die ökologischen Gefährdungen des planetarischen Lebens. Das Thomas-Theorem der Soziologie[19] begegnet uns in einer speziellen Variante: Ein Ding ist eine objektive soziale Tatsache auch dann, wenn es gar nicht da ist, aber uns symbolisch auf eine Bedeutung verweist, die, wenn sie geglaubt wird, unsere Wahrnehmung, unser Orientierung und letztendlich unser Handeln so verändern kann, dass der ganze Sinnzusammenhang den Objektivitätsstatus einer sozialen Tatsache bekommen hat.

Schreiben wir das Drehbuch um: Der Eigentümer der Schachtel öffnet seine harmlose Büchse der Pandora angesichts der Neugierde des nachfragenden Mitmenschen nicht. So mag es ein ungelüftetes Geheimnis bleiben, der Vorgang bleibt zu, die Nachfrage verbleibt im Status des Nicht-Wissens. Schon dieses Geheimnis ist sodann eine - bedeutsame - soziale Tatsache, die im Kopf des Nachfragers herumgeistern mag, bedeutsam, weil das Ungeklärte die Neugierde unbefriedigt lässt und den Nachfrager nicht zur Ruhe kommen lässt und dessen Phantasie anregt.

Schreiben wir das Drehbuch nochmals um: Der Hüter des Kartons öffnet den Karton nicht, erzählt aber behauptend, es sei ein Maikäfer drin. Unabhängig davon, ob der neugierige Mitmensch dies glaubt oder nicht:

---

18 Vgl. auch zum Komplex der Lüge: Gloy K (2019) Wahrheit und Lüge, Königshausen & Neumann, Würzburg.

19 Merton R K (1995): The Thomas Theorem and The Matthew Effect. Social Forces. 74 (2): 379–424

Er imaginiert den Käfer, denn beide Seiten der Kommunikation haben eine geteilte Wirklichkeitsdefinition vom Phänomen eines Käfers. Ob das morphologische Bild eines Maikäfers identisch ist, ist eine mögliche phänotypische Differenz, die gar nicht so wichtig ist. Weil es eine imaginierte Identität vom Konstrukt Käfer gibt, entsteht eine gemeinsam geteilte soziale Wirklichkeit. Deshalb ist das nachstehend behandelte Problem des Enten-Kaninchen-Bildes keine optische Täuschung, denn beide Möglichkeiten sind im Bild enthalten. Diese doppelte Wahrheit als Imaginationsrepräsentation ist möglich, weil der Beobachter ein »naturales Wissen« um den Phänotypus von Ente und Kaninchen hat. Unklar ist die Logik des generativen Mechanismus: Warum sieht er vielleicht eher zunächst die Ente als das Kaninchen? Doch damit tauchen wir in eine Tiefenhermeneutik ein, die hier nicht das Thema sein soll, uns aber u. a. an die Methode des Rorschach-Test[20] erinnern mag.

Zurück aus dem Exkurs. Der »anarchistische« wissenschaftstheoretische Ansatz von Paul Feyerabend[21] hat ja u. a. den Verdienst gehabt, geistige Bewegung in die kanonisch anmutende und oftmals zunehmend langweilig gewordene Dogmatik analytischer Philosophie - man könnte auch von der Macht des Establishment sprechen - zu bringen.[22] Es gab sodann im Streit mit dem kritischen Rationalismus auch quasi vermittelnde Positionen wie die von Imre Lakatos[23]. Aber es geht mir gar nicht um das »anything goes.« Von größerem Interesse ist die Frage nach dem Wandel der Paradigmen, um an Kuhn[24] anzuknüpfen, da Kuhn, wenn man ihn aufgreift und ein Stück weiterdenkt, keine Grenze zwischen Wissenschaft und Metaphysik zieht und die klare Trennung zwischen Entdeckungs- und Begründungszusammenhang[25] problematisiert. Ob sich die Sozialwissenschaften in einem vorparadigmatischen Zustand befinden, hängt von der

20 Klopfer B (1967) Das Rorschach-Verfahren. Hans Huber, Bern.

21 Döring E (1998) Paul K Feyerabend zur Einführung. Junius, Hamburg.

22 Vgl. Feyerabend P K (1976) Wider dem Methodenzwang. Suhrkamp, Frankfurt am Main; Feyerabend F K (1979) Erkenntnis für freie Menschen. Suhrkamp, Frankfurt am Main; Feyerabend F K (1984) Wissenschaft als Kunst. Suhrkamp, Frankfurt am Main.

23 Lakatos I (1979) Beweise und Widerlegungen. Die Logik mathematischer Entdeckungen. Vieweg, Braunschweig.

24 Kuhn Th S (1976) Die Struktur wissenschaftlicher Revolutionen. 2. Aufl. Suhrkamp, Frankfurt am Main; Kuhn Th S (1978) Die Entstehung des Neuen. Studien zur Struktur der Wissenschaftsgeschichte. Suhrkamp, Frankfurt am Main.

25 Nochmals anders im Zugang zum Problem: Diaz-Bone R & Horvath K (2019) Konventionen, epistemische Werte und Kritik. Neopragmatische Perspektiven auf Sozialforschung. Zeitschrift für Qualitative Forschung (2): 235-251.

Frage ab, um nicht die Multi-Paradigmatik eben den reifen Normalwissenschaftsstatus in den Sozialwissenschaften charakterisiert. Joseph Jastrows Theorem der optischen Täuschung („Ente oder Kaninchen?"[26]) - anders als die Zöllner-Täuschung oder anders auch die Irradiation in der Münsterberg-Täuschung - ist eben keine Täuschung[27] oder ein Beispiel für selektive Wahrnehmung, sondern (wie auch bei anderen Kipp-Bildern) die »doppelexistenzielle Uneindeutigkeit« und somit zu reformulieren als die Standortgebundenheit[28] der Objekt-entsprechenden Wahrnehmung. Denn die Uneindeutigkeit ist das Ergebnis eines ineinandergreifenden Wechselspiels zwischen der sozialen Konstruktion des gouvernemental gerahmten[29] Auges einerseits und der Objektivität der Gegebenheit von Enten und Kaninchen in der Welt. Das anzuerkennen würde bedeuten, innerhalb der soziologischen Debatte nicht nach der nomologischen Einheitswissenschaft zu streben: Dies wäre ein Wandel des Weltbildes der wissenschaftlichen Praxis. Es gibt demnach »mehrdeutige passungsoptimale Korrespondenzen ($\sqcap$) zwischen Subjekt und Objekt«.

$$\textit{Subjekt} \sqcap \textit{Objekt} \rightarrow \textit{Welt}^{*} = W\ (\textit{Zusammenhangsstatistik})$$
$$\textit{Subjekt} \sqcap \textit{Objekt} \rightarrow \textit{Welt}^{**} = W\ (\textit{strukturaler Hermeneutik}).$$

Es gilt aber nicht vereinfacht Welt* $\neq$ Welt**, sondern es gilt - entgegen oberflächlicher Kritik[30] qualitativer Methodologie - die Notwendigkeit der (eventuell sogar ineinandergreifenden) Ergänzungsaufgabe:

$$\textit{Welt}^{*} \sqcap \textit{Welt}^{**} \rightarrow \textit{Welt}^{*\sqcap **} = W\ (\textit{verstehende Erklärung der sozialen Welt}).$$

Vor dem Hintergrund der Verstehen-Erklären-Kontroverse[31] mögen diese Ausführungen an die sog. »Verstehende Soziologie«[32] in der Tradition von

26 Jastrow J (1899) The Mind's Eye. Popular Science Monthly 54: 299-312.

27 Umfassender: Watzlawick P (2005) Wie wirklich ist die Wirklichkeit? Wahn, Täuschung, Verstehen. 11. Aufl. Piper, München.

28 Mannheim K (1980) Strukturen des Denkens. Suhrkamp, Frankfurt am Main: 155–322.

29 Gibson J J (1982) Wahrnehmung und Umwelt. Urban & Schwarzenberg, München.

30 Holweg H (2004) Methodologie der qualitativen Sozialforschung. Eine Kritik. Haupt, Bern-Stuttgart-Wien.

31 Dazu auch Wright G G v (1974) Erklären und Verstehen. Fischer Athenäum, Frankfurt am Main.

32 Helle H J (2016) Verstehende Soziologie. (1999). Oldenbourg in De Gruyter, Berlin; Bühl W L (Hrsg) (1972) Verstehende Soziologie. Grundzüge und Entwicklungstendenzen. Nymphenburger Verlag, München.

Max Weber[33] erinnern. Doch diese Orientierung ist bei aller Attraktivität des viel diskutierten Weber-Paradigmas[34] hier nicht gemeint.

*Exkurs: Verstehende Soziologie?*

Ziel der Soziologie sei es nach Max Weber, menschliches Handeln erklärend zu verstehen. Damit wird das Ziel umrissen, den Sinnzusammenhang zu begreifen, in dem eine Handlung eines Subjekts eingestellt ist. Weber nutzt hierbei den Begriff »Sinnhaftes Deuten«. Die Deutung fungiert bei Max Weber quasi als eine kausale Hypothese. Genau dies ist aber nicht ganz unproblematisch. Die Verbindung zwischen Grund und Handlung wird als eine Ursache-Wirkung modelliert. Doch die Handlung ist nicht die eigentliche Wirkung, sondern es gibt Wirkungen des Handelns. Der subjektive Sinn als Sinn des Handlungssubjekts ist kein Grund des Handelns, sondern der gesamte Sinnzusammenhang (als genetischer Kontext von Ausdrucksformen) ist der Grund des konkret-situativen Geschehens. Und dieser Sinnzusammenhang ist wiederum nochmals komplexer als Webers Verständnis von sozialem Handeln, dass sich in seinem Ablauf sinnhaft am Handeln anderer Subjekte ausrichtet.[35] Das Verständnis von Handlungsmotiven als Gründe der Handlungen ist hierbei eine Brücke zu dem gesamten Sinnzusammenhang. Auch Motive sind von Gründen und Zwecken zu unterscheiden, weil Gründe und Zwecke[36] auf Modelle von Intentionalität[37] und Rationalität verweisen[38], Motive aber in komplexen Verstrickungen des Subjekts in seine soziale Welt eingeflochten sind und zur generativen Grammatik der kontextuellen Situation zählen, in denen sich der Handlungszusammenhang als Plot des Geschehens herausbildet und vollzieht. Strukturale Hermeneutik *re*-konstruiert das Subjekt im Kontext dieser Sinnzusammenhänge als Strukturen verstrickter Geschichten,

---

33 Albert G (2020) Erklären und Verstehen. In Müller H P & Sigmund S (Hrsg) Max Weber Handbuch. Metzler in Springer, Berlin: 64-66.

34 Albert G (2009) Weber Paradigma. In Kneer G & Schroer M (Hrsg) Soziologische Theorien. Ein Handbuch. VS, Wiesbaden: 517-554.

35 Weber (1980) Wirtschaft und Gesellschaft: Grundriss der verstehenden Soziologie. 5. Auflage. Mohr Siebeck, Tübingen: 1.

36 Gosepath St (Hrsg) (1999) Motive, Gründe, Zwecke praktischer Rationalität. Fischer, Frankfurt am Main.

37 Im Hintergrund taucht noch das Problem der Willensfreiheit auf: Vierkant T (Hrsg) (2008) Willenshandlungen. Zur Natur und Kultur der Selbststeuerung. Suhrkamp, Frankfurt am Main.

38 Dazu auch Norkus Z (2000) Max Weber und Rational Choice. Metropolis, Marburg.

die Eingang in die Erzählungen der Subjekte finden. Daher geht strukturale Hermeneutik nicht nur vom *de*-zentrierten Subjekt aus, sondern auch vom *de*-zentrierten subjektiven Sinn; genetisch gesehen ist der ganze generative Sinnzusammenhang die verstehende Erklärung. »Motive« - „poetische Keimzellen" des Lebens, oftmals Archetypen, Rollensituationen von Figurenkonstellation (Verliebtsein, Sexualität, Generationenkonflikte, ständische Unterschiede, Moloch Großstadt, Angst, Einsamkeit, Verzweiflung, Entfremdung, Identität und Alterität[39] usw.) - sind durch die Nähe und durch die Abgrenzung, aber auch durch die inneren Zusammenhänge zu »Stoff« und »Themen« in der Ablaufgeschehensordnung des Plots zu verstehen, sie sind bereits inter-subjektive Phänomen im Lichte der Verstrickungszusammenhänge: Liebe, Hass, Mord, Flucht, Suizid, Rache, Krieg, Reisen, Verlust, Verrat und Variationen von Tropen (Natur, Garten, Berge, Meer, Baum usw.) sowie komplexe Mythen etc. etc.[40] sind ja keine monadologischen Phänomene isolierter Subjekte als freie Atome, sondern sind im Knotenpunkt sozialer Beziehungen als überlappende soziale Kreise molekularer Art. Wichtig ist daher ferner auch: Trotz und eben auch wegen der Erklärung durch verstehbare Sinnzusammenhänge ist für Weber die Differenz zur Kausalität in den Naturwissenschaften zu betonen: Denn Motive sind in der strukturalen Hermeneutik oftmals Motivkomplexe und Motivzusammenhänge, also Sinnzusammenhänge in sozialen Figurationen. Insofern spielen Motive in einer verstehenden Soziologie eine konstitutive Rolle, aber nicht in utilitaristisch und nutzentheoretisch definierter Rationalität verkürzt auf Gründe und Zwecke. Das kann so sein, aber das Leben ist komplexer und vielschichtiger, tiefer in der Schicksalhaftigkeit der Konstellationen und komplizierter in der Schuldproblematik verstrickt, eher ambivalenter als normativ eindeutig, voller Ambiguitäten. Die Modellierung von Gründen und Zwecken, Subjekt und Handlung sowie Wirkung mag eine optimale Struktur abgegeben für kausale Ursache-Wirkung-Vorstellungen ($x \rightarrow Y$, unter den c. p.-Annahmen[41]). Der genetische Strukturalismus will aber die soziale Wirklichkeit *re*-konstruieren, nicht auf einfachste Formeln der Welterklärung reduzieren.

---

39 Gloy K (2019) Alterität. Das Verhältnis von Ich und dem Anderen, Fink, Paderborn.

40 Frenzel E (2008) Motive der Weltliteratur. 6., überarb. u. erg. Aufl. Kröner, Stuttgart.

41 Dazu auch Schlicht E (1977) Grundlagen der ökonomischen Analyse. Rowohlt, Reinbek bei Hamburg, dort Kap. 1.

Zurück aus dem Exkurs. Wissenschaft kann also demnach in unterschiedlichen Welten stattfinden. Das zeigt sich in einer gewissen Inkommensurabilität zwischen korrelations- und regressionsanalytischer Kausalität einerseits und prozessuraler Generativität in der strukturalen Hermeneutik, die vorliegend zum Thema wird, andererseits. Es handelt sich um nicht vollständig zu vereinbarende Differenzen in der Methodologie wissenschaftlicher Forschungsprogramme. Dann geht es auch gar nicht um eine Konkurrenzsituation, die in der Wissenschaftsgeschichte als Verdrängungswettbewerb in einem darwinistischen[42] Sinne zu verstehen ist. Es gibt eventuell auch gemeinsame Kerne, vor allem aber auch Ergänzungsfunktionalitäten. So können Korrelations- und Regressionsmodelle Zusammenhangsfaktualitäten generieren, aber die strukturale Hermeneutik *re*-konstruiert, wie es zu diesen Zusammenhängen im Alltag sozialer Wirklichkeit kommt, um also das prozessurale Wie der „Es gibt-Welten“ durch Verstehen erklären zu können. Es geht also gar nicht um die Frage »Wissenschaft oder Nichtwissenschaft«, sondern um zwei verschiedene Forschungsprogramme. Ob dies innerhalb der modernen Naturwissenschaft die maßgebliche Sicht der Dinge sein wird, kann ich nicht wirklich beurteilen: Für die Soziologie und ihre Sozialforschungsmethodologien scheint es mir eine Sichtweise zum Stand der Dinge zu sein, die man weiter denken sollte.

Vor diesem Hintergrund der einleitenden Ausführungen muss konstatiert werden: Es ist gar nicht so einfach zu erläutern, auf welcher Ebene die vorliegende Abhandlung angesiedelt ist. Das Problem ist über mehrere Schritte zu erkunden. Dabei sind einzelne geologische Schichten als motorische Schritte der Darlegung zu unterscheiden, werden sodann aber eben auch in hoch komplexer Weise (Bewegung im Raum) verschachtelt.

Schritt 1: Der Gegenstand der ganzen Erörterung ist die soziale Wirklichkeit, in die der Mensch eingestellt ist. Der Gegenstand sind damit die Herausforderungen dieser sozialen Wirklichkeit, die der Mensch als seine Entwicklungsaufgaben in seiner Daseinsführung zu bewältigen hat. Das ist der Objektbereich. Und das ist zugleich die Gegenstandsbestimmung meiner Auffassung von der Wissenschaft von der praktischen Sozialpolitik.[43]

42 Müller St S W (2010) Theorien sozialer Evolution. Zur Plausibilität darwinistischer Erklärungen sozialen Wandels. transcript, Bielefeld.

43 Schulz-Nieswandt F (2011) Das Altern im Kontext einer allgemeinen Theorie der Sozialpolitik. In Stadt Frankfurt am Main (Hrsg) Lebenslagen älterer Menschen. Ein Rückblick auf die Aktionswochen "Älter werden in Frankfurt". Societäts-Verlag, Frankfurt am Main: 10-34; Schulz-Nieswandt F (2016) Im alltäglichen Labyrinth der sozialpolitischen Ordnungsräume des personalen Erlebnisgeschehens.

Schritt 2: Das Geschehen dieses Objektsbereiches ist zu *re*-konstruieren. Dies ist die Aufgabe *re*-konstruktiver Sozialforschung. Dazu benötigt sie eine Methodologie. Diese wird hier in der Abhandlung als strukturale Hermeneutik in dichter Weise dargelegt. Als Methodologie ist sie eine Lehre von ihren Methoden.

Schritt 3: In diese Methodologie gehen jedoch zwingend sozialontologische Vorstellungen über die Struktur des Sozialen und den Prozessmechanismen der Funktionsweise des Sozialen und ihrer Kultur[44] als Grammatik des Geschehens ein.

| |
|---|
| Der *re*-konstruktiven Logik einer Sozialforschung vom Standpunkt einer strukturalen Hermeneutik korrespondiert sozialontologisch zwingend eine spezifische post-strukturale Theorie der Vergesellschaftung des *de*-zentrierten Subjekts im Kontext einer Figurationssoziologie, die sich methodologisch erweist als eine kultursemiotischen[45] Hermeneutik sozialer Praktiken. |

Die Nähe zu Oevermann und Schütze stehen im Mittelpunkt großer Teile der vorliegenden Abhandlung. Man kann aber auch betonen, dass die Bezeichnungen des Werkes von Bourdieu als genetischer Konstruktivismus[46] oder als konstruktivistischer Strukturalismus[47] auch ebenso eine gute selbstpositionierende Annäherung bietet.[48] Dies ist die Ebene einer protosoziologischen Metatheorie der soziologischen Objekttheorien, wobei der

---

Eine Selbstbilanz der Forschungen über drei Dekaden. Duncker & Humblot, Berlin; Flörsheimer-Leyerer P & Karl F (Hrsg) (2019) Zur Komplexität des Alter(n)s - Eine systematische Paraphrase meiner Frankfurter Vorträge 2014-2018. LIT, Münster: 39-70.

44 Vgl. auch Posner R (1991) Kultur als Zeichensystem. Zur semiotischen Explikation kulturwissenschaftlicher Grundbegriffe In Assmann A & Harth D (Hrsg) Kultur als Lebenswelt und Monument. Fischer, Frankfurt am Main: 37-74; Posner R(1992) Was ist Kultur? Zur semiotischen Explikationanthropologischer Grundbegriffe In Landsch M u. a. (Hrsg) Kultur-Evolution: Fallstudien und Synthese. Lang, Frankfurt am Main: 1 – 65.

45 Posner R (2003) Kultursemiotik In Nünning A & Nünning V (Hrsg) Konzepte der Kulturwissenschaften. Metzler, Stuttgart: 39-72.

46 Niephaus Y (2018) Ökonomisierung. Diagnose und Analyse auf der Grundlage feldtheoretischer Überlegungen. Springer VS, Wiesbaden: 99.

47 Diaz-Bone R (2010) Kulturwelt, Diskurs und Lebensstil. 2., erw. Aufl. VS, Wiesbaden.

48 Eine gewisse Nähe ist auch zur Position von Reckwitz zu erkennen: Reckwitz A (2008) Die Transformation der Kulturtheorien. Zur Entwicklung eines Theorie-

sozialontologische Status des Subjekts in spezifischer Weise geklärt wird. Dabei sind einige Bausteine der sozialontologischen Grundlagentheorie der *re*-konstruktiven Sozialforschung durch Rekurs auf soziologische Theorien anzuführen:

a) Referenztheorien sind die Synthese von Strukturalismus und Hermeneutik bei Pierre Bourdieu und die Figurationssoziologie von Norbert Elias.
b) Gerade die Historische Soziologie[49] sozialer Relationen von Norbert Elias verweist auf die psychoanalytische Theorietradition psychischer Arbeitsapparate im Sinne der Theorie *de*-zentrierter Subjekts im Vergesellschaftungsprozess[50] als notwendige Referenztheorie und Baustein sozialontologischer Grundlegung der methodologischen Metatheorie.[51]

Erst so versteht man die spezifische Mehr-Ebenen-Analyse *re*-konstruktiver Sozialforschung, die als strukturale Hermeneutik verwurzelt ist in Theorietraditionen generativer Grammatik der Sprachwissenschaft[52], die a) als »Turn« „Gesellschaft als Text" in der Sozialforschung eingegangen sind, und b) die dergestalt die Arten und Weisen der Lebensbewältigung des (innerhalb dieses geschichtlichen Eingestellt-seins durchaus responsiv kreativen) Alltagsmenschen in der herausfordernden sozialen Wirklichkeit[53] im Lebenslauf verstehen lässt.

---

programms, mit einem Nachwort zur Studienausgabe 2006: Aktuelle Tendenzen der Kulturtheorien. 2. Aufl. Velbrück, Weilerswist; zuvor: Reckwitz A (1997) Struktur. Zur sozialwissenschaftlichen Analyse von Regeln und Regelmäßigkeiten. Westdeutscher Verlag, Opladen-Wiesbaden; Reckwitz A (2006) Das hybride Subjekt. Eine Theorie der Subjektkulturen von der bürgerlichen Moderne zur Postmoderne. Velbrück, Weilerswist.

49 Dazu auch Rathmayr B (2011) Selbstzwang und Selbstverwirklichung. Bausteine zu einer historischen Anthropologie des abendländischen Menschen. transcript, Bielefeld.

50 Dazu auch Stapelfeldt G (2004) Theorie der Gesellschaft und empirische Sozialforschung. Zur Logik der Aufklärung des Unbewussten. ca-ira-Verlag, Freiburg i. Br.

51 Dazu auch Schülein J A (2018) Gesellschaft und Psychodynamik. Eine systematische Skizze. Springer VS, Wiesbaden; Schülein J A (2016) Soziologie und Psychoanalyse. Perspektiven einer sozialwissenschaftlichen Subjekttheorie. Springer VS, Wiesbaden.

52 Albrecht J (2006) Europäischer Strukturalismus. Ein forschungsgeschichtlicher Überblick. 3., erw. Aufl. Narr Francke Attempto, Tübingen.

53 Vgl. auch Wolf M A, Rathmayr B & Peskoller H (Hrsg) (2009) Konglomerationen - Produktion von Sicherheiten im Alltag. transcript, Bielefeld.

Schritt 4: Sodann ist von der wissenschaftstheoretischen Ebene, die diese Schritte 1) bis 3) klammert, überzugehen zu der vorgängigen (höheren) erkenntnistheoretischen Ebene, die vor dem Hintergrund der Debatten der Sprachtheorie und der analytischen Philosophie zu klären hat, wie Wahrheit[54] in der *Re*-Konstruktion als Paradigma der Methodologie der Sozialforschung gefasst werden kann, nämlich weder als naiver Realismus noch als radikaler Konstruktivismus oder als „reine Hermeneutik"[55], und ein Da-Zwischen dennoch (abgegrenzt fassbar vom Neuen Realismus sowie vom Kritischen Realismus) denken lässt. Hier fügt sich auch die neue Verunsicherung der Einheitswissenschaft durch die moderne Metaphysikdebatte innerhalb der Physik ein, wird vorliegend aber nur sehr knapp zu streifen sein. Dieser Bezug ist aber deshalb wichtig, weil auch dort erkannt wird, dass moderne Physik ohne Philosophie, vor allem ohne Ontologie der Kategorien von Sein und Werden, Raum und Zeit, Kausalität und Wechselwirkung nicht auskommt.[56]

Gerade an diesem Punkt wird jedoch auch die Interdependenz der einzelnen Schritte deutlich. Wenn Roth[57] in seiner vergleichenden Kulturtheorie die Wahrnehmung im Kontext von Lebenswelt und Kultur früherer Generationen zum Ausgangspunkt der Entstehung von Kultur, Raum und Zeit[58] erklärt, dann muss seine Aussage, er nehme zum Ausgangspunkt die Einzelperson, problematisiert werden: So muss deutlicher gesagt werden: ja, aber die vergesellschaftete Einzelperson. In ihr haben sich bereits vorgängige prädikative Normativitäten und Konstruktionsschemata eingeschrieben, oder anders gesagt: Jede Variante expliziter oder impliziter Ideen transzendentaler Subjekte muss, wie bereits das Werk von Dilthey (ich komme darauf zurück) ausgearbeitet hat, den Menschen aus der geschichtlichen Vergesellschaftung heraus verstehen.[59]

---

54 Vgl. auch Gloy K (2004) Wahrheitstheorien. Eine Einführung. A. Francke, Tübingen (UTB). Vgl. auch Skirbekk G (Hrsg) (1977) Wahrheitstheorien. Eine Auswahl aus den Diskussionen über Wahrheit im 20. Jahrhundert. Suhrkamp, Frankfurt am Main.

55 Albert H (2012) Kritik der reinen Hermeneutik. Der Antirealismus und das Problem des Verstehens. 2. Aufl. Mohr Siebeck, Tübingen.

56 Radaj D (2017) Philosophische Grundbegriffe der Naturwissenschaften. WBG, Darmstadt.

57 Roth H J (2020) Kultur, Raum und Zeit. Ansätze zu einer vergleichenden Kulturtheorie. 2. Aufl. Nomos, Baden-Baden.

58 Gloy K (2006) Zeit. Eine Morphologie. Alber, Freiburg i. Br.-München.

59 Vgl. z. B. Bittlingmayer U H u. a. (2020) Health Literacy aus gesundheitsethnologischer Perspektive. Springer VS, Wiesbaden.

Schritt 5: Eher als Schattierung geht in die Gesamtanalyse die Perspektive Historischer Epistemologie im Sinne von Michel Foucault ein, dass die Vergesellschaftung des Subjekts als Subjektivierungsformen über die Dispositivordnungen der Zeitgeschichte hinaus von epochalen Strukturen geprägt ist, die archäologisch eine längere Genealogie aufweisen. Dabei sind auch die Weltbilder[60] und somit das Selbstverständnis der Wissenschaftsdisziplinen im oben angesprochenen Sinne der Wissenschafts- und Erkenntnistheorien in der »langen Dauer« nicht nur von Kontinuität geprägt, sondern auch von Brüchen und Sprüngen.

Schritt 6: Das Verhältnis *re*-konstruktiver Sozialforschung strukturaler Hermeneutik zur Kritischen Theorie[61] und zu einer Geschichtsphilosophie als dynamische Prozessontologie des Noch-Nicht-Status konkreter Utopien ist anzusprechen. Damit wird der ältere Positivismus-Streit nochmals aufgegriffen, nun aber im Rekurs auf das moderne Naturrecht der rechtsstaatlich zu gewährleistenden Grundrechte als These der Metaphysikbedürftigkeit empirischer Sozialforschung reformuliert.

Ich kann den Weg der Ebenen-Differenzierung in Bezug auf die dargestellte Struktur auch rückwärtsgehen:

***I. Sinngebender Ausgangspunkt*:**

1) Wo steht die Welt in der Verwirklichung der Personalisierung des Menschen als Telos des Geschichtsgeschehens im Lichte der Strukturwerte von 1789: Solidarität → Chancengleichheit → Freiheit?

***II. Schritte der metatheoretischen Grundlegung der Logik der Forschung und ihre Verschachtelungen:***

2) Welches Weltbild von Subjekt und Kosmos von Kultur und Natur, ***im Lichte von 1) skalierend beurteilt***, prägt die Epoche?
3) Wie wird ***auf der Grundlage von 2)*** die Wahrheitsfähigkeit der Erkenntnisvermögens gedacht?
4) Wie kann man ***auf der Grundlage von 3)*** die soziale Wirklichkeit sozialontologisch begriffen werden?
5) Wie kann man ***auf der Grundlage von 4)*** die methodologische Logik der Forschung *re*-konstruktiver Sozialforschung als strukturale Hermeneutik fassen?

60 Vgl. auch Gloy K (2016) Denkformen und ihre kulturkonstitutive Rolle. Fink, Paderborn.

61 Kozlarek O (Hrsg) (2021) Vielfalt und Einheit der Kritischen Theorie - Kulturwissenschaftliche Perspektiven. Springer VS, Wiesbaden.

| |
|---|
| 6) Welchen Beitrag kann die *re*-konstruktive Sozialforschung strukturaler Hermeneutik ***im Sinne von 5)*** zur Lösung der sozialen Probleme der Alltagsmenschen in der sozialen Wirklichkeit leisten? |
| ***III. Rückeinbindung der meta-theoretischen Grundlegung der Logik der Forschung in den Horizont des sinngebenden Ausgangspunktes:*** |
| 7) Was bedeutet 6) ***im rückkoppelnden Bezug zu 1)***? |

Ich kann die Komplexität aber bereits hier um einige Schichten reduzieren, wenngleich ich Fragen der Realismus-Antirealismus-Debatte immer wieder streifend einbauen muss: *Re*-konstruktive Sozialforschung ist eine Form des bedingten Realismus. Das Wort *Re*-Konstruktion (deswegen markiere ich das „*Re/re*"- [wie auch das „*de*-„] immer kursiv) besagt ja schon bei einer sprachlichen Begriffsanalyse, das es eine Welt gibt, die zu *re*-konstruieren ist, *also nicht nicht ist* und insofern eben nicht nur im Modus der Konstruktion vorhanden wäre. Und dennoch ist es »re«-konstruktive Wissenschaft: Wir haben die Welt nicht unmittelbar ohne ein Dazwischenschalten von Verfahren des Verstehens (der Bedeutung) von Zusammenhängen. Solche Zusammenhänge können von der quantitativen Sozialforschung als Strukturgitter von Beziehungen zwischen Variablen mit erklärender Absicht auf Kausalitätsaufdeckungen identifiziert werden. Horizontale Strukturgitter können durch Strukturgleichungsmodelle entfaltet werden, vertikale Strukturgittern durch statistische Mehr-Ebenen-Analysen, Strukturgitter sozialer Wandel können durch Trend-, Panel- und Kohortenstudien längsschnittlich[62] analysiert werden.[63] Sie müssen dennoch sozio-genetisch *re*-konstruiert werden, um sie sinnhaft zu verstehen. Hier setzt die strukturale Hermeneutik an. Sie arbeitet mit den Erzählung(sform)en der Menschen in ihren Kontexten. Was wirklich im Alltag geschieht, wenn die Lebenslage charakterisiert wird von einer Schichtzugehörigkeit, können ja Zusammenhangsmaße nicht erzählen. Aber ist es nicht von Interesse zu erfahren, was für »Filme« dort ablaufen, so dass X und Y korrelieren? Wie kann das generative Drehbuch *re*-konstruiert werden. Durch Odds Ratio als Chancenverhältnis in der Kreuztabelle:

$$(a/b) \mathbin{/} (c/d) = (a \times d) \mathbin{/} (c \times d)?$$

62 Zu qualitativen Methode: Thiersch S (Hrsg) (2020) Qualitative Längsschnittforschung. Barbara Budrich, Opladen. Auch Triangulation wird hier diskutiert: Alber I, Grise B & Schiebel M (Hrsg) (2018) Biograpieforschung als Praxis der Triangulation. Springer VS, Wiesbaden.

63 Vgl. in Diekmann A (2006) Empirische Sozialforschung – Grundlagen, Methoden, Anwendungen. Rowohlt, Reinbek bei Hamburg.

Yules' Chancenverhältnis Q wäre:

$$Q = (OR-1) / (OR + 1).$$

Die empirische Sozialforschung benötigt keine narrative Wende mit totalen Substitutionsansprüchen. Die empirische Sozialforschung bedarf im Anwendungsbereich qualitativer Methoden die Anerkennung der Bedeutsamkeit narrativer Erzählungen durch die *re*-konstruktive Sozialforschung. Denn die Bedeutung der Erzählung in der menschlichen Existenz ist unzweifelhaft gegeben und daher ein Thema von philosophischer[64] Reichweite. Erinnerung ist von existenzieller Bedeutung und als Arbeit am eigenen personalen Selbst zu bewerten und Teil des Vollziehens eines sinnhaft gelingenden Lebens. Denn so wird das Zerrinnen der Zeit[65] vergegenwärtigt, Vergehen und Vergessen problematisiert, wodurch der Mensch sich sucht, sich findet und sich über ein Leben verständigt.[66] Diese Schichten der sozialen Wirklichkeit als Erlebnisgeschehen der menschlichen Person können gar nicht von noch so komplexen statistischen Datenanalysen als Variablenzusammenhängen von Menschen als Träger von Merkmalsausprägungen verstanden werden. Das kann nur eine *re*-konstruktive Sozialforschung qualitativer Art.

*Exkurs: Objektiver Sinn als Tiefenstruktur*

Ausgangspunkt jeglicher Hermeneutik ist das Ausdrucksverhalten[67], das an Sprache gebunden ist, wobei auch nonverbale Formen und materielle Dinge eine Sprache haben und über ihr Sprechen Bedeutungskomplexe transportieren. Bedenkt man die wissenschaftstheoretische Position eines bedingten Realismus infolge des »Ding an sich«-Charakters der Wirklichkeit, die der Mensch nicht unmittelbar hat, sondern sich erst (das ist die Bedingtheit) in mehr oder weniger methodisch kontrollierter Weise eröffnen muss, so ist die Beschreibung der Ausdrucksmerkmale der Ausgangspunkt jeder Hermeneutik. Das Ausdrucksverhalten ist also die Erfahrungsoberfläche als Ausgangspunkt jeglicher (verstehender) Erkenntnisbildung.

---

64 Thomä D (2007) Erzähle dich selbst. Lebensgeschichte als philosophisches Problem. 2. Aufl. Suhrkamp, Frankfurt am Main.

65 Vgl. dazu auch Bozzaro C (2014) Das Leiden an der zerrinnenden Zeit. frommann-holzboog, Stuttgart.

66 Angehrn E (2017) Sein Leben schreiben. Wege der Erinnerung. Klostermann, Frankfurt am Main.

67 Fitzek H (2008) Inhalt und Form von Ausdrucksbildungen als Zugangsweise zur seelischen Wirklichkeit. Pabst Science Publishers, Lengerich.

Bevor ich gleich auf das Beispiel geröteter Augen zu sprechen kommen, halte ich in erkenntnistheoretischer Sicht zunächst das Grundproblem nochmals fest: Subjekt und Objekt sind getrennt und dennoch ist das Subjekt in den Horizont, den der Objektzusammenhang abgibt, eingestellt, woraus folgende horizontale Schichtungsstruktur resultiert: Die objektive Welt des »Ding an sich« (*D-a-s*) im Modus der Ausdrucksform (*A*) als symbolische Repräsentation (*sR*) der objektiven Welt wird in Korrespondenz (in einem intermediären Korrespondenzraum: *KR*) gebracht mit den herantastenden Verstehenshypothesen (*VH*) im hermeneutischen Resonanzraum (*hRR*):

$$D\text{-}a\text{-}s \rightarrow A = sR \rightarrow (KR) \leftarrow VH \leftarrow hRR.$$

Schauen wir in das innere Geschehen des Korrespondenzraumes: Als Funktion der Dialogik[68] (*D*) im Korrespondenzraum wird ein hermeneutischer Zirkel (*HZ*) ausgelöst, der die herantastenden Verstehenshypothesen zunehmend reifen lassen könnte ($VH^{*}$, $VH^{**}$; $VH^{***}$ [...]):

$$KR\ (D \rightarrow HZ) \rightarrow VH \rightarrow V^{*}, VH^{**}, VH^{***}\ (\ldots).$$

Die Validierungsarbeit {VH → $VH^{*}$ (...)} kann durch externes Dokumentationsmaterial (*eDM*) verbreiternd vertieft werden: KR (D + eDM → HZ → $VH^{*}$ ...).

Das ist die horizontale Struktur der Dynamik des hermeneutischen Zirkels. Nun verschachtelt sich diese Horizontalität der Hermeneutik als Prozess mit der vertikalen Struktur, um die ganze soziale Geometrie zu erfassen. Die zeitliche Struktur (biographische Erinnerungsarbeit und geschichtliche *Re*-Konstruktion) ist in der horizontalen wie vertikalen Vektorarbeit integriert. In der vertikalen Perspektive innerhalb des Korrespondenzraumes geht es um die Sinnschichten, wobei zu unterscheiden sind der oben bereits eingeführte Sinn der Erfahrungsoberfläche (ich gehe gleich auf das Beispiel der geröteten Augen ein). Was ist nun der subjektive, z. B. im Gespräch oder im sonstigen Dokumentationsmaterial erzählte manifeste Sinn? Sodann: Gibt es eine tiefere latente Sinnstruktur, der als objektiver Sinn zunächst verborgen (chiffriert) ist? Hier sind Unterscheidungen zu treffen.

Der objektive Sinn kann 1) in der Tiefe des Unbewussten etwa infolge von Verdrängungsmechanismen eingelagert sein. Hatte nicht Dilthey in Anlehnung an Schleiermacher konstatiert, eventuell könnte man einen

---

68 Dazu auch Kögler H-H (1992) Die Macht des Dialogs. Kritische Hermeneutik nach Gadamer, Foucault und Rorty. Metzler, Stuttgart.

Menschen besser verstehen als er sich selbst versteht? Der objektive Sinn kann ohne psychische Notwendigkeit der Verdrängung auch das erweiterte Wissen um 2) die Soziogenese der subjektiven Erzählung sein. Dann geht es um *re*-konstruktive Nachvollziehbarkeits-Plausibilisierungen im Rekurs auf die Kontexte der subjektiven Sinngenese (soziale Herkunft, Zeitgeschichte, Epoche). Beide Dimensionen können auch verschachtelt sein, wenn die Daseinsthemen der Verdrängungen in 1) etwa über Schuldverstrickungen in 2) zusammenhängen (z. B. faktischen Geschichten in der Nazi-Zeit und ihre Bewältigungsformate).

Es geht also etwa um den objektiven Sinn der Erzählungen narrativer Identität in der Erinnerungsarbeit an der Bedeutung der Erfahrung von Ereignissen im Spiegel von Kohärenzzwängen, kognitiven Dissonanzen, Verdrängungsbedürftigkeiten, Übertragungen und Gegenübertragungsmechanismen, Selbstlügen, Herausbildung verstiegener Blickverengungen und selektiver Perzeptionen, funktionaler Rechtfertigungsschemata etc.

Die Welt des Menschen ist eben tief, eben mitunter auch abgründig. Ich unterscheide[69] also 1. die Ebene des objektiven Sinns, definiert als eine erst zu de-chiffrierende Ebene strukturaler Hermeneutik der Erzählung in Bezug auf die Beobachtungsebene von 1, sodann 2. die Ebene des auf (3.) des erzählten subjektiven Sinns der Ebene der Erfahrungsoberfläche der Ausdrucksformen.

Man wird die Aufgabe der *Re*-Konstruktion der inneren Verschachtelung durch die Methodologie der strukturalen Hermeneutik (*MdSH*) als methodisch kontrollierte Arbeit im Korrespondenzraum (*KR*) verstehen müssen, wobei nunmehr verständlicher wird, welchen trefflichen Sinn die Selbstbezeichnung als *genetischer Strukturalismus* hat:

*MdSH*

↓

*KR*

↑

*1) A (sR) ← 2) de-zentriertes Subjekt ← 3) objektiver Sinnzusammenhang.*

69 Vgl. auch Loer Th (2016) Objektive Bedeutungsstruktur und latente Sinnstruktur. Sozialer Sinn 17 (2) 355-382.

Wie oftmals im Fall der Methodologie von Oevermann und Schütze kritisch eingebracht worden ist, könnte auch hier angemerkt werden: Das ist ja Psychoanalyse, womit wohl (hier selbst wiederum tiefenhermeneutisch analysierend) gemeint ist: Das sei keine (reine) Soziologie.

***Zur Psychodynamik des Wissenschaftsbetriebes***: Der objektive Sinn dieser angemerkten Kritik, wonach es sich ja dann nicht um Soziologie handele, ist ein Reinheitsbedürfnis einer Disziplin, die sich durch Abgrenzung ihre eigene Identität zu schaffen versucht, eine Bedürftigkeit, die allerdings bis zur neurotischen Verstiegenheit (im Sinne fehlender interdisziplinärer Weltoffenheit) ausgeprägt sein kann. Dies wiederum mag in Ängsten verankert sein, denn mit zunehmender Interdisziplinarität mag man anfälliger werden im Sinne der berühmten Lücken, zu denen man Mut haben muss. Es fehlt eben bei steigender Komplexität des interdisziplinären Weltbildes die Tiefe in den Einzeldisziplinen, auf die man sich gerne im Lichte der Gefahr der Verletzbarkeit in der Wissenschaftsgemeinde Kokon-artig zurückziehen möchte. Generalisten gelten schnell als unseriös. Die Dynamik wissenschaftlicher Arbeitsteilung, deren Notwendigkeit hier gar nicht bezweifelt wird, hinterlässt hier Tiefenspuren in Geist und Seele der Forschung und Lehre.

Jedoch entfalte ich hier meine Gedanken auch nicht als bedürftiger Kämpfer eines Verständnisses reiner Soziologie. Ich bin Sozialwissenschaftler, nicht Soziologe. Und kritische Theorie, der ich mich verpflichtet fühle, kam in ihrem soziologischen Teil nie ohne Psychoanalyse aus, auch nicht ohne eine sozialphilosophische Fundierung, auch nicht ohne den großen historischen Blick. In der Deutungsperspektiven des klassischen Humanismus mag dies auf die Differenz von Bildung und Expertise verweisen, auch auf die Mengenlehre, wonach Forschung nur ein (wenngleich fundamentalkonstitutiver) Teil von (lehrender) Wissenschaft ist, die eben auch den Stand des Wissens umfassend und sicherlich auch disziplinenübergreifend kennen und vermitteln können muss, eben auch in transdisziplinärer Richtung im Sinne von Theorie und sozialer Praxis, wiederum gerade auch als Kritische Theorie, ob nun als Marxismus, als angewandte Forschung der Sozialreform oder als Theologie der Hoffnung auf Befreiung.

Ich komme nun zum Beispiel der geröteten Augen. Im alltäglichen Dialog wird gefragt: Was ist denn mit deinen Augen los? Entzündet? Die befragte Person stockt, fängt so dann zu weinen an: Das ist die Antwort. Der Dialog geht weiter. Was ist denn passiert? Antwortsequenz: Mir geht es nicht gut. Mir wird alles zu viel. Es geht gleich wieder besser. Man hat schon einmal solche Tage.

Das heranzuziehende weitere Dokumentationsmaterial ist eindeutig. Z. B. a) Probleme in der Doppelbelastung von Beruf und Pflege der Eltern oder auch b) die Bewältigung der Sorgearbeit angesichts eines Kindes mit angeborener geistiger Behinderung und körperlicher Funktionsbeeinträchtigungen im Kontext der Familienkonstellation. In beiden Fällen können aber neurotisch verstiegene Schuldgefühle eine Rolle spielen. Im ersten Fall können unbewältigte, höchst individuelle familienbiographische Vorgeschichten (eventuell von hoher Ambivalenz und Ambiguität) eine Rolle spielen[70], eventuell im Zusammenhang mit persönlichkeitstypprägenden milieuspezifischen Normen (z. B. katholischer Art oder auch als schichtenspezifischer Familialismus bzw. als soziale Erwartungen im ländlich-dörflichen Kontext). Das in diesen verschachtelten Geschichten verstrickte *dezentrierte* Subjekt mag sehr unterschiedliche Stufen der Selbstreflexion dieses »In-Geschichten-verstrickt-sein« aufweisen. Daraus resultieren im Sinne differenzieller Psychologie unterschiedliche Daseinstechniken, Reaktionsstile und Bewältigungsmuster. Der Mensch kann sich selbst eine „black-box" sein. Wie kam es zur Genese dieser Selbstaufstellung zu den anstehenden Entwicklungsaufgaben des Lebens? Wie kam es zu der Selbstdefinition und zu der Situationsdefinition? Wie sieht die Konstellation zwischen Lebensweltverstrickung einerseits und Zukunftsoffenheit andererseits, zwischen einerseits pfadabhängiger Stagnation bzw. Selbstblockade und andererseits Plastizität bzw. Selbsttranszendenz aus?[71] Wie oft sagen Menschen in längeren Interviewsituationen: Vieles ist mir erst heute (in diesem Gespräch: durch das laute Sprechen) klar geworden! Das ist ein Aussprechen, das nicht auf fehlendes Wissen verweist (gemeint ist damit: „das wusste ich gar nicht" im Sinne von Fakteninformationen), sondern es waren verschüttete Archivschichten: Das hatte ich vorher nicht geahnt, nie so gesehen! Ich, das ist ein Anderer! Psychoanalyse? Ja, aber Psychoanalyse war immer auch verbunden mit einer Theorie der Kultur[72]: Familienkonstellationen, Über-Ich, gesellschaftliches Ich-Ideal, Normen und Werte in der Vergesellschaftung, soziale Codierungen der Weltwahrnehmung, Um-

70 Buchholz M B (2013) Die unbewusste Familie. Psychoanalytische Studien zur Familie in der Moderne. Springer, Berlin.

71 Dazu auch Krucker W (1987) Strukturbildende Psychotherapie. Tiefenpsychologie und aktive Imagination. Springer, Berlin.

72 Lorenzer A (1988) Tiefenhermeneutische Kulturanalyse. In ders. Kultur-Analysen. Psychoanalytische Studien zur Kultur. Fischer, Frankfurt am Main: 11-98.

gang mit Daseinsthemen gesellschaftspolitischer Reichweite: Aggression und Sexualität, Liebe und Hass, Empathie und pathologischem Egoismus, solidarischen Kooperativismus und Exklusion bzw. Unterdrückung, Ausbeutung, Verfolgung.

***Objektiver Sinn bei Bourdieu***: Der objektive Sinn[73] in der Soziologie von Pierre Bourdieu[74] (als Ethnologe der französischen Klassengesellschaft kolonialer Multiethnizität mit Paris als kulturelle Weltmetropole absolutistischer Raumordnung innerhalb der Pariser Innenstadt und in Bezug auf die französischen Provinzen) ist eine Kategorie seiner Methodologie der Synthese von Strukturalismus und Hermeneutik: Bourdieu analysiert die ökonomische, soziale und kulturelle Lebensführung (Stil-haft und fundiert durch die inkorporierte generative Tiefenstruktur intra-individueller, aber kollektiv geteilter Habitusmechanismen) aus dem Milieu innerhalb einer Klasselage und aus der Positionierung im relationalen Klassengefüge, in diesem Relationismus nicht unähnlich einigen Klassikern der nicht-marxistischen Soziologie z. B. des »Kleinbürgers« oder auch im Sinne von sozialpsychologischen Vergleichsgruppenkonzepten. Nur wenn man den genetischen Strukturalismus mit Blick auf die Analyse von sozialen Praktiken der Lebens(sorge)bewältigung als Grundlage hermeneutischer Methodologie versteht, können die Rezeptionsfehler vermieden werden, Pierre Bourdieu's Kapitalformen, Feldtheorie und Investitionsbegrifflichkeit ökonomistisch als Rational Choice-Soziologie auszulegen.

Strukturale Hermeneutik will m. E. den Menschen in seiner transaktionalen Position im Leben in seiner geworfenen Eingebundenheit in die Verlaufsstruktur seiner Biographie, in sein soziales Umfeld und seiner sozialen Herkunft, in seinen kulturellen Bedeutungssystemen der Zeitgeschichte wie der Epoche langer Dauer und in den existenziellen Sinnsystemen der Daseinsführung verstehen. Solange die Einzelteile seiner Existenz nur fragmentarisch als isolierte Elemente erscheinen, ist der Mensch in seiner (wenngleich ambivalenten) Ganzheitlichkeit und (wenngleich fragilen) Einheitlichkeit noch nicht erfasst.

---

73 Bongaerts G (2012) Sinn. transcript, Bielefeld.

74 Fröhlich G & Rehbein B (Hrsg) (2014) Bourdieu Handbuch. Metzler, Stuttgart-Weimar.

Meine Schichtungsanalyse von Sinn steht nicht im Widerspruch zu der von Karl Mannheim[75], auch wenn er sie quasi nominal anders herum begrifflich ordnet:

- Der objektiver Sinn bezeichnet das, was man sieht;
- der intendierte Ausdruckssinn resultiert aus dem Wissen über den sich ausdrückenden Akteur;
- die dokumentarische Interpretation als Deutungen vor allem durch das Einbeziehen des Hintergrundes.

Es überrascht nicht, die Nähe zur Ikonographie/Ikonologie von Erwin Panofsky[76] zu erkennen. Es überrascht auch nicht, die Ähnlichkeiten zu Gadamers Verständnis der Logik des hermeneutischen Zirkels (Wolfgang Stegmüller[77] sprach lieber von einer „Spirale"[78]) zu erkennen. Gadamer[79] kann drei Stadien und ein Vorstadium unterscheiden:

- Das Vorstadium als Herausbildung eines ersten Vorverständnisses des „Textes",
- Der hermeneutische Entwurf in einem ersten Stadium im Sinne der Verschmelzung zwischen „Verstehenshorizont" des Subjekts und „Bedeutungshorizont" des Objekts,
- die hermeneutische Erfahrung als ein zweites Stadium im Sinne eines Vorverständnisses durch Korrektur und Erweiterung,
- sodann der nochmals verbesserte Entwurf als drittes Stadium des tieferen Verständnisses als Reifung des vorausgegangenen Vorverständnisses.

Damit vertritt auch Gadamer erkenntnistheoretisch die Position der Möglichkeit eines begrenzten Eins-Seins im bleibenden Getrennt-Sein infolge der leiblichen Differenz von Subjekt und dem Objekt (als Dingwelt oder als Welt der anderen Subjekte).

---

75 Mannheim K (1964) Beiträge zur Theorie der Weltanschauungs-Interpretation. In ders. Wissenssoziologie. Luchterhand, Neuwied: 91–154.

76 Panofsky E (1994) Ikonographie und Ikonologie. In Kaemmerling E (Hrsg) Bildende Kunst als Zeichensystem. Ikonographie und Ikonologie. Bd. 1: Theorien – Entwicklung – Probleme. DuMont, Köln: 207–225. Dazu auch Lüdeking, K (2007) Panofskys Umweg zur Ikonographie. Zeitschrift für Ästhetik und allgemeine Kunstwissenschaft 8: 201–224.

77 Stegmüller W (1986) Das Problem der Induktion: Humes Herausforderung und moderne Antworten. Wissenschaftliche Buchgesellschaft, Darmstadt: 63-88.

78 Bolten, Jürgen (1985). Die Hermeneutische Spirale. Überlegungen zu einer integrativen Literaturtheorie. Poetica 17: 355–371.

79 Gadamer H-G (1990) Wahrheit und Methode. Grundzüge einer philosophischen Hermeneutik. Mohr Siebeck, Tübingen.

Zurück aus dem Exkurs. Wenn der Mensch als Träger von Merkmalsausprägungen zum Gegenstand von statistischen Zusammenhangsanalysen wird, so wird er als Individuum begriffen, also Subjekt. Aber nicht *re*-konstruierbar sind so die Prozesse der Subjektivierung, also die Formung zu spezifischen Formen der Subjekthaftigkeit. Da bieten z. B. die Werke von Gottfried Benn[80] oder von Goethe[81] tiefere Einblicke. So steckt in Ethnographie und anderen qualitativen Methoden der Sozialforschung durchaus Poesie, so wie in der Literatur auch (wie bei Büchners Woyzeck: ethnographisches[82]) Wissen steckt.[83] Wenn Alain Badiou[84] den kaum fassbaren Subjektivierungsprozessen auf der Spur ist, so wird man mit einer anderen Methodologie als die der statistischen Variablensoziologie dem Geschehen verstehend nahekommen können.[85]

Aus der Sicht einer strukturalen Hermeneutik muss die Autonomie des Subjekts[86] aber nicht wieder eingeführt werden (weil angeblich der soziale Wandel zur sog. Spätmoderne oder sogar zur sog. Postmoderne diese Rehabilitation erforderlich mache würde[87]), so, als sei sie verloren („vergessen"[88]) gegangen: Das Subjekt war ja nie tot, sondern wurde nur *de*-zentriert.[89]

Hierbei kann man sich innerhalb eines Paradigmas eines *re*-konstruktiven Realismus fragen, warum hier überhaupt gestritten wird. Statische Datenanalysen quantitativer empirischer Sozialforschung *re*-konstruieren ebenso wie qualitative Sozialforschung soziale Wirklichkeit, generiert aber

---

80 Leistenschneider Chr (2015) Formen des Ich. Identitätsproblematik und Figurenpoetik in der Prosa Gottfried Benns. Winter, Heidelberg.

81 Keppler St (2006) Grenzen des Ich. Die Verfassung des Subjekts in Goethes Romanen und Erzählungen. De Gruyter, Berlin.

82 Weber T (2019) Der ethnographische Blick. Büchners Woyzeck und das Volkslied. Aisthesis, Bielefeld.

83 Mahr E-M (2019) Literatur als Selbstexegese. Eine ethnographische Poetik der Transgression. Königshausen & Neumann, Würzburg.

84 Badiou A (2014) Theorie des Subjekts. Diaphanes, Zürich.

85 Geimer A, Amling St & Bosancic S (2019) Subjekt und Subjektivierung. Empirische und theoretische Perspektiven auf Subjektivierungsprozesse. Springer VS, Wiesbaden.

86 Cohen J (2012) Die wiedererlangte Autonomie. Subjekt und Politik in der französischen Kritik an Foucault. Nomos, Baden-Baden.

87 Keupp H & Hohl J (Hrsg) (2006) Subjektdiskurse im gesellschaftlichen Wandel. transcript, Bielefeld; vgl. auch Zima P V (2017) Theorie des Subjekts. 4., durchgeseh. u. erw. Aufl. A. Francke, Bern (UTB).

88 Gentzel P u. a. (Hrsg) (2019) Das vergessene Subjekt. Subjektkonstitutionen in mediatisierten Alltagswelten. Springer VS, Wiesbaden.

89 Meißner H (2010) Jenseits des autonomen Subjekts. transcript, Bielefeld.

ein anderes Landschaftsbild als eine Biographieforschung[90], die am Fall die konkrete Vermittlung von Individuum und Gesellschaft[91] leisten kann. Man stelle sich einmal vor, ein klassischer Impressionist und ein klassischer Expressionist sowie ein Photograph malen bzw. photographieren ein Dorf in der Landschaft der Provence. Alle drei Beobachter praktizieren einen *re*-konstruktiven Realismus, denn sie haben den gleichen objektiven Gegenstand vor sich. Sie unterscheiden sich in ihren Methoden und Techniken. Alle drei Blickweisen auf den Gegenstand kommen zu repräsentierenden Bildern von der Realität, die übereinstimmende Konturen »zeichnen« und dennoch die Landschaft unterschiedlich »ausleuchten«. Können biographische Analysen von Bildungswegen[92] die in quantitativen Datensatzanalysen dargelegten Zusammenhängen zwischen Bildungssystem und sozialer Ungleichheiten nicht in sinnvoller und vor allem anschaulicher Weise »Gesichter geben« und die Mechanismen der Generierung dieser Zusammenhänge durch *re*-konstruktive Fallgeschichten überhaupt erst tiefer verstehbar machen? Beide *re*-konstruktive Sichtweisen auf denselben objektiven Gegenstand kommt in der Lebenslaufforschung[93] zu bedeutungsvollen Bildern der Wirklichkeit. RE war ja ein altägyptischer Sonnengott. Er spendet Licht und somit Durchblick. Aber die Wirklichkeit wird quantitativ wie qualitativ jeweils anders ausgeleuchtet. Beide Lichtungen geziehen sich auf denselben Gegenstand und müssen daher auch mit hoher Wahrscheinlichkeit im Kern eine gemeinsame Schnittfläche aufwiesen. Und dennoch gibt es ergänzende Einsichten.

Nehmen wir die Lebenswelt der Familie[94]. Hier trägt u. a. der Familiensurvey[95] viel zum Verstehen der sozialen Welt bei. Doch kann diese z. B.

---

90 Vgl. auch Lutz H, Schiebel M & Tuider E (Hrsg) (2018) Handbuch Biographieforschung. 2., korr. Aufl. Springer VS, Wiesbaden; Völter B u. a. (Hrsg) (2009) Biographieforschung im Diskurs. 2. Aufl. VS, Wiesbaden; Jost G & Haas M (Hrsg) (2019) Handbuch zur soziologischen Biographieforschung. Barbara Budrich, Opladen (UTB).

91 Herzberg H & Kammler E (Hrsg) (2011) Biographie und Gesellschaft. Campus, Frankfurt am Main-New York.

92 Dausien B u. a. (Hrsg) (2016) Bildungswege. Biographien zwischen Teilhabe und Ausgrenzung. Campus, Frankfurt am Main-New York.

93 Wingens A (2020) Soziologische Lebenslaufforschung. Springer VS, Wiesbaden; Sackmann R (2013) Lebenslaufanalyse und Biografieforschung. 2., überarb. Aufl. Springer VS, Wiesbaden.

94 Ecarius J (Hrsg) (2007) Handbuch Familie. VS, Wiesbaden; Hill P B & Kopp J (Hrsg) (2014) Handbuch Familiensoziologie. Springer VS, Wiesbaden.

95 https://www.dji.de/ueber-uns/projekte/projekte/familiensurvey/mehr-informationen.html.

ethnographische[96] »Tiefenbohrungen« nicht überflüssig machen. Oder nehmen wir das Thema der Armut. Der Stand der Armutsforschung - die Literatur ist Legende[97] - ist dank quantitativer empirischer Sozialforschung hoch entwickelt. Aber den Reichtum der Facetten sozialer Phänomene erschließen sich oftmals erst tiefer durch qualitative Zugänge. Dann erweist sich auch das Phänomen des Flaschensammelns[98] nochmals als komplexer als vielleicht zuerst gedacht.

Susanne Meyer[99] kann am Beispiel materieller Dinge des Alltags ein Familienporträt, d. h. eine Lebensgeschichte im Generationenzusammenhang erzählen, wobei diese Geschichte zugleich eine poetische Geschichte der Bundesrepublik Deutschland ist. Kann so etwas eine soziologische Landkarte von Regressionszusammenhängen von Variablen in einer Längsschnittstudie?

Aber diese Toleranzhaltung im Methodenpluralismus, jenseits enger Debatten über Gütekriterien (der Validität und der Reliabilität), darf nicht darüber hinweggehen, dass es doch eine bemerkenswerte Tiefe im Verstehen von Zusammenhängen besteht. Die Analyse von Erzählungen, »wie es denn alles so war«, wird wissenschaftlich sekundäranalytisch nacherzählt ($wNE$) in Bezug auf die primäre Erzählung aus der Erinnerung[100] ($E^{***}$) der Erfahrung[101] ($E^{**}$) von Ereignissen ($E^{*}$):

$$wNE \rightarrow \{E^{***} \rightarrow (E^{**} \leftarrow E^{*})\}-$$

Es geht also um ein E-Triple der Erinnerung an erfahrenden Ereignissen, mehr noch: Eine oftmals identitätsrelevante sinnhafte erinnernde Deu-

96 Schinkel S (2013) Familiäre Räume. Eine Ethnographie des »gewohnten« Zusammenlebens als Familie. transcript, Bielefeld.

97 Huster E-U, Boeckh J & Mogge-Grotjahn H (Hrsg) (2017) Handbuch Armut und soziale Ausgrenzung. Springer VS, Wiesbaden; Böhnke P, Dittmann J & Goebel J (Hrsg) (2018) Handbuch Armut. Barbara Budrich, Opladen (UTB).

98 Rau A (2016) Alltag Flaschensammeln. Ethnographie einer informellen Arbeitspraxis. utzverlag, München. Ferner Knecht A & Catterfeld Ph (Hrsg) (2015) Flaschensammeln. Überleben in der Stadt. UVK, Konstanz.

99 Mayer S (2019) Die Dinge unseres Lebens. Und was sie darüber erzählen. 4. Aufl. Berlin Verlag, Berlin.

100 Hermann M-L (2009) Was im Leben zählt. Kreditierung und Selbstkreditierung alter Menschen im lebensgeschichtlichen Interview, Lang, Frankfurt am Main.

101 Stierle K-H (1973) Geschehen, Geschichte und Text der Geschichte. In Koselleck R & Stempel W-D (Hrsg) Geschichte - Ereignis und Erzählung. Fink, München: 530-544; Stierle K-H (1979) Erfahrung und narrative Form. Bemerkungen zu ihrem Zusammenhang in Fiktion und Historiographie. In Kocka J & Nipperdey T (Hrsg) Theorie und Erzählung in der Geschichte. München: dtv: 85-118.

tungsarbeit an die Bedeutung von Erfahrungen eines Ereignisses[102] muss wissenschaftlich erschlossen werden. Faktualistische Wahrheit und Fiktionalität gehen hier relevante Synthesen[103] ein: Die Forschung will gerade diese Kohärenzarbeit - z. B. auch im Lichte der Reduktion kognitiver Dissonanzen[104] - des hermeneutischen Alltagssubjekts *re*-konstruieren.[105] Diese Problematik macht deutlich, dass es der *re*-konstruktiven Sozialforschung nicht einfach darum geht, ob in der Erzählungen historiographisch korrekt erzählt wird[106], wie es tatsächlich alles war, sondern wie die Erzählung (*E**** in Bezug auf *E**[E*]* verstanden) als Teil der Daseinsbewältigung im Lebenslauf unter Kohärenzzwang in ihrer funktionalen Bedeutsamkeit von den Subjekten konstruiert ist und daher (u. U. in therapeutisch[107] relevanter Weise[108]) sinnhaft *re*-konstruiert werden kann (*wNE*).[109] Der Mensch muss eben »zu Wort kommen«.[110] Kommt er in Korrelationen und Regressionen zu Wort? Selbst dann, wenn die Item-Batterien ein großes Cronbach'sches Alpha ausweisen und daher messen, was sie messen sollen: Wir erfahren etwas über den Zusammenhang von Konstrukten, nicht über die generativen Prozesse des alltäglichen Lebens selbst.

---

102 Kauppert H-J (2010) Erfahrung und Erzählung. 2., korr. Aufl. VS, Wiesbaden; vgl. ferner Dörr M u. a. (Hrsg) (2007) Erinnerung - Reflexion - Geschichte. VS, Wiesbaden.

103 Wagner-Egelhaaf M (2017) Autobiographieforschung. Schöningh, Paderborn.

104 Festinger L (2012) Theorie der Kognitiven Dissonanz. Huber, Bern.

105 Vgl. auch Janich P (2005) Was ist Wahrheit? Eine philosophische Einführung. 3. Aufl., Beck, München.

106 Dazu auch Rosenthal G (1995) Erlebte und erzählte Lebensgeschichte. Gestalt und Struktur biographischer Selbstbeschreibung. Campus, Frankfurt am Main-New York.

107 Vopel K W (2005) Ich bin, woran ich mich erinnere. iskopress, Salzhausen.

108 DenboroughD (2017) Geschichten des Lebens neu gestalten. Grundlagen und Praxis der narrativen Therapie. Vandenhoeck & Ruprecht, Göttingen; vgl. auch Straub J (Hrsg) (1998) Erzählung, Identität und historisches Bewußtsein. 4. Aufl. Suhrkamp, Frankfurt am Main.

109 Vgl. auch Bollnow F O (1962) Die Objektivität der Geisteswissenschaften und die Frage nach dem Wesen der Wahrheit. Zeitschrift für philosophische Forschung (16): 3–25.

110 Kammeyer K, Roebben B & Eurich J (Hrsg) (2015) Zu Wort kommen. Narration als Zugang zum Thema Inklusion. Kohlhammer, Stuttgart.

## I. Post-strukturale Orientierung

Eine Ethnomethodologie (oder eine allgemeine Geschichte[111]) der qualitativen Sozialforschung als Feld der Identitätsbildung und der Ein- und Ausgrenzungen ist, wenn ich dies richtig sehe, noch nicht geschrieben worden. Eine Vielfalt in der Terminologielandschaft prägt das Feld der qualitativen Sozialforschung. Die vorhergehenden Väter-/Mütter-Generationen qualitativer Sozialforschung, denen ihre Schüler*innen dann nochmals die Differenzierungen vorantreibend folgen, haben der Lehre eine oftmals desorientierende Terminologie-, Konzeptions- und Theorielandschaft erben lassen. Zu einem gewissen Grad ist dies sicherlich dem ontologischen Status des Gegenstandes[112] der Sozialtheorie geschuldet. Das wird auch noch deutlich aufzuzeigen sein. Jedoch liegen die Probleme tiefer, weil die Forschungsperspektiven des Strukturalismus und der Hermeneutik sowie der Phänomenologie in ihrer jeweils eigenen Vielfalt schwer zu überblicken sind und auch ihr mögliches Zusammenspiel oftmals nicht erkannt wird. Unverständnis z. B. hat oftmals Roman Jakobson[113] ausgelöst, wenn er seinen kultursemiotischen Beitrag als Synthese von Strukturalismus, Hermeneutik und Phänomenologie definierte. Das hängt aber vom Verständnis von Strukturalismus, Hermeneutik und Phänomenologie ab. Vor allem dann mag es Verständnisprobleme geben, wenn eine hermeneutische So-

---

111 Heiser P (2018) Meilensteine der qualitativen Sozialforschung. Eine Einführung entlang klassischer Studien. Springer VS, Wiesbaden. Vgl. auch Fleck Chr (2007) Transatlantische Bereicherungen. Zur Erfindung der empirischen Sozialforschung. Suhrkamp, Frankfurt am Main. Wichtig ist: Jahrbuch für Soziologiegeschichte (1990 ff.) Leske + Budrich, Opladen, 2007 in VS Verlag für Sozialwissenschaften. Vgl. nun auch Zyklos 1 Jahrbuch für Theorie und Geschichte der Soziologie (2015 ff.). Springer VS Wiesbaden. Siehe auch Moebius St & Ploder A (Hrsg) (2017/2018) Handbuch Geschichte der deutschsprachigen Soziologie. 2 Bde. Springer VS, Wiesbaden. Vgl. Ferner Neef K (2012) Die Entstehung der Soziologie aus der Sozialreform. Eine Fachgeschichte. Campus, Frankfurt am Main-New York.

112 Der (Wesenscharakter des) Gegenstand(es) muss also sozialontologisch definiert werden, bevor eine Methodologie der Methoden qualitativer Sozialforschung angefügt wird. Vgl. in diesem Lichte z. B. Donlic J & Strasser I (Hrsg) (2020) Gegenstand und Methoden qualitativer Sozialforschung. Barbara Budrich, Opladen.

113 Jakobson R (1992) Semiotik. 3. Aufl. Suhrkamp, Frankfurt am Main.

ziologie ihre Herkunft von dem Ego-zentrierten frühen Edmund Husserl her geburtsurkundlich ableitet. Verständnisprobleme ergeben sich auch, wenn sich qualitative Sozialforschung von den Grundlagenforschungen der Philosophischen Hermeneutik absetzen will. Strittig sind die epistemologischen Entscheidungen und somit die gegenüber der methodologischen Ebene präferierten metatheoretischen Positionen der verschiedenen Richtungen qualitativer Sozialforschung. Dem, was ich hier strukturale Hermeneutik *re*-konstruktiver Forschungslogik nenne, wird nicht selten »Metaphysik« vorgeworfen. Nicht selten wird dies ohne tiefere Kenntnisse der Geschichte der Metaphysik *vor und nach* Martin Heidegger in dem alltäglichen Nutzungssinne von unwissenschaftlicher Spekulation vorgetragen. Metaphysik verkümmert hier intellektuell zu einem ideologischen Kampfbegriff. Dabei geht es doch vielmehr um wichtige Grundsatzfragen ontologischer Vergewisserungen über die Beschaffenheit des Gegenstandes: der sozialen Wirklichkeit. Die semiotische[114] Wende in der Sozialforschung und somit strukturalistisches Denken gelten vielfach als überholt. Vielen ethnographischen Methoden und den daraus resultierenden Studien (denen Mary Douglas[115] – im Lichte post-kolonialer Theorie[116] keineswegs[117] rassistisch gemeint – mit Blick auf ihre Theorielosigkeit und fehlender Neigung zur allgemeinen Theoriebildung einen »Bono-Bongoismus« vorwarf) und bestimmten engeführten Auslegungen der Grounded Theory ist überhaupt ein starker Theoriebezug in der forschungspragmatischen Design suspekt. Vor allem die postmodernen[118] Theorien[119] lassen weitgehend sämtliche Traditionen als überholt hinter sich und werfen grundlegende Fragen im Umkreis von Relativismus, Nihilismus, Dezisionismus auf, Fragen, die sich bereits in der Schwerpunktverlagerungen von der Pro-

---

114 Nöth W(2000) Handbuch der Semiotik. 2., vollst. neu bearbeit. u. erw. Ausgabe. Metzler, Stuttgart; Posner R, Robering K & Sebeok Th A (Hrag) (1997-2003) Semiotik. Ein Handbuch zu den zeichentheoretischen Grundlagen von Natur und Kultur. 3 Bde. Walter de Gruyter, Berlin-New York.

115 Douglas M (1974) Ritual, Tabu und Körpersymbolik. Sozialanthropologische Studien in Industriegesellschaft und Stammeskultur. Fischer, Frankfurt am Main.

116 Castro Varela M do M & Dhawan N (2015) Postkoloniale Theorie. 2., komplett überarb. u. erw. Aufl. transcript, Bielefeld.

117 Obwohl man immer selbstkritisch bleiben muss: Baston R (2020) Implizite Vorurteile. Wie unbewusster Rassismus unser Denken begleitet. Metzler in Springer, Berlin.

118 Lyotard J-F (2009) Das postmoderne Wissen. Passagen-Verlag, Wien.

119 Zima P V (2001) Moderne - Postmoderne. Gesellschaft, Philosophie, Literatur. 2. Aufl. Francke, Tübingen u. a.

duktionsästhetik zur Rezeptionsästhetik und der aus der Entwicklung der dekonstruktivistischen[120] Inter-Textualität als Paradigma ergeben haben. Diese Entwicklungen hätten sich nicht ergeben, wenn nicht gute Gründe diese Wandlungen an- und vorangetrieben hätten und in diesem Sinne bedeutungsvoll wirksam gewesen wären. Es geht hier auch gar nicht um eine Position, die das falsch verstandene Diktum des klassischen Strukturalismus vom »Tod des Subjekts« dazu nutzt, um das Ende einer Hermeneutik des Subjekts zu begründen.[121] Die vorliegende Abhandlung entfaltet in ihrer Dichte ein Verständnis von strukturaler Hermeneutik als Metatheorie *re*-konstruktiver Sozialforschung im Lichte eines gewissen Auslegungsverständnisses von Post-Strukturalismus oder „Neo-Strukturalismus“[122].

Vor allem die Bezeichnung des Post-Strukturalismus (P-St) muss Studierenden immer erst verständlich gemacht werden: Der »Post«-Status meint nicht – wie dies in der Tat manche verstiegene Variante der Post-Moderne tut – die reine Negativität gegenüber dem Strukturalismus

$$(St): St \neq P\text{-}St$$

im Sinne der radikalen Andersheit

$$St \leftrightarrow P\text{-}St$$

als binäre Polarität. Ob die Metatheorie qualitativer Sozialforschung eine anspruchsvolle ontologische[123] Fundierung bedarf[124] bzw. in Theorie und Praxis aufweist, ist höchst kontrovers.

**Versuch einer Charakterisierung des Post-Strukturalismus**
Der Post-Strukturalismus (P-St)[125] ist eine endogene Transformation des Strukturalismus (S).

---

120 Culler J (1999) Dekonstruktion. Derrida und die poststrukturalistische Literaturtheorie. Rowohlt, Reinbek bei Hamburg.

121 Zima P V (2017) Theorie des Subjekts. Subjektivität und Identität zwischen Moderne und Postmoderne. 4. Aufl. Francke, Tübingen.

122 Frank M (1984) Was ist Neostrukturalismus? Suhrkamp, Frankfurt am Main; Angermüller J (2007) Nach dem Strukturalismus. Theoriediskurs und intellektuelles Feld in Frankreich. transcript, Bielefeld.

123 Plenge J (1930) Zur Ontologie der Beziehung (Allgemeine Relationstheorie). Staatswissenschaftlicher Verlag, Münster.

124 Explizit dazu Ratner (1997) Cultural Psychology and Qualitative Methodology: Theoretical and Empirical Considerations. Plenum Press, New York-London.

125 Stäheli U (2015) Poststrukturalistische Soziologie. transcript, Bielefeld; Moebius St (Hrsg) (2008) Poststrukturalistische Sozialwissenschaften. Suhrkamp, Frankfurt am Main.

1) Der P-St übernimmt die Idee der generativen Strukturen aus dem St, ist aber nicht a-historisch und trans-kulturell auf universale Strukturen des Geistes[126] fixiert:

Generative Grammatik der Kultur des Sozialen

↓

Ausdrucksverhalten des aktiv und kreativ responsiven Subjekts[127].

2) Vielmehr ist, ohne in die Gefahr einer »historistischen« Historischen Anthropologie zu geraten, auf die epochale Formbestimmtheit des *de*-zentrierten Subjekts als Teil (der Statik einer »apollinischen« Ordnung mit der Neigung zur Pfadabhängigkeit) des geschichtlichen Allzusammenhangs (Totalitätsannahme), in dem die *Paideia* eingefügt ist, abzustellen.

Zugleich ist aber im ontologisch begreifbaren Zuge der dynamischen Prozessqualität der Kultur des Sozialen (als »dionysische« Dynamik der Transgression) die Metamorphosen als möglich zu denken („:“ meint: verhält sich zu; „=“ meint:“ wie):

*Statik : Dynamik = Pfadabhängigkeit : metamorphotische Transgression.*

Folgt man Roslon[128], so könnte die duale Struktur fortgesetzt werden:

*Rituale → Reproduktion von Ordnung : Spiele → Schaffung des Neunen.*

Die Strukturparallele ist m. E. als mythischer Archetypus wiederum

*Apollinisches Prinzip : Dionysisches Prinzip.*

3) Es geht nicht um einen subjekt-freien Holismus, sondern um eine Theorie des Form-bestimmten Subjekts und seinen sozialen Praktiken in Transaktionalität

*(vergesellschaftete) Person → Umwelt (Dinge, Regime, Mitmenschen[129]) → Person → (… )*

mit der Welt.

126 Kauppert M & Funcke D (Hrsg) (2008) Wirkungen des wilden Denkens. Zur strukturalen Anthropologie von Claude Lévi-Strauss. Suhrkamp, Frankfurt am Main.

127 Reckwitz A (2008) Subjekt. 3. Aufl. transcript, Bielefeld; Reckwitz A (2020) Das hybride Subjekt. Suhrkamp, Berlin; Zima P V (2000) Theorie des Subjekts. Francke, Tübingen-Basel (UTB).

128 Roslon M (2017) Spielerische Rituale oder rituelle Spiele. Überlegungen zum Wandel zweier zentraler Begriffe der Sozialforschung. Springer VS, Wiesbaden.

129 Wiese L v (1964) Der Mensch als Mitmensch. Francke, Bern-München; Löwith K (2016) Das Individuum in der Rolle des Mitmenschen. 2. Aufl. Alber, München-Freiburg i. Br.

Qualitative Sozialforschung als Feld hat sehr viele interne Distinktionsbedürfnisse, Domänenabgrenzungsbedürfnisse und Sprachspiele aufzuweisen. Mitunter rückt der alte Streit zwischen den Fliegenbeinzähler*innen einerseits und den Geschichtenerzähler*innen andererseits in den Hintergrund. Und in den Vordergrund rücken, im Jargon der Verhaltensforschung gesprochen, die Praktiken der Duftnotensetzungen im Tierreich der qualitativen Sozialforschung.

Verschiedene Formen von Methoden-Mix[130], wenngleich selbst noch in der Methodenentwicklungsdiskussion (etwa wie im Fall der Debatte eigentlicher und uneigentlicher Triangulation[131]), haben sich bereits auf beiden Seiten entfaltet. Fröhliche Wissenschaft. Doch hinter der Erfahrung des Labyrinths[132] der Terminologien der metatheoretischen Selbsttopographie im Feld steckt – quasi als latente Sinnstruktur[133] – wohl ein anderes Problem. Seit Freud darf ein solcher Verdacht ja ausgesprochen werden, wenngleich auch hermeneutische Vorläufer bereits konstatierten, man könne ein Subjekt besser verstehen[134] als das Subjekt sich selbst verstehen mag. Es geht um Fragen einer Methodenlehre der Wissenschaft der sozialen Wirklichkeit, aber, eng verstrickt mit dieser Aufgabe, um Kontroversen hinsichtlich der Ontologie des Gegenstandes der sozialen Wirklichkeit. Anders fragend formuliert: Was sind die Grammatiken der sozialen Selbstinszenierung von Gesellschaft als Formung kreativer Subjekte durch Vergesellschaftung? Was ist das System der generativen Regeln, die sich dann m. E. (zumal Pierre Bourdieu seine Ethnologie der französischen Klassengesellschaft methodologisch als Synthese von Strukturalismus und Hermeneutik definierte) im Sinne einer Habitushermeneutik[135] als soziale Mechanismen *re*-konstruieren lassen müssen? Dies, um *das Soziale durch das Soziale* (so Durkheims Methode[136]) verstehend zu erklären, vor allem dann, wenn das soziale Zusammenleben im Lichte der Metaphysik der

130 Burzan N (2016) Methodenplurale Forschung. Chancen und Probleme von Mixed Methods. Juventa in Beltz, Weinheim-Basel.

131 Vgl. auch Flick U (2011) Triangulation. Eine Einführung. 3., aktual. Aufl. VS, Wiesbaden.

132 Kern H (1999) Labyrinthe. Erscheinungsformen und Deutungen. 5000 Jahre Gegenwart eines Urbilds. 4., unveränd. Aufl. Prestel, München.

133 Zur Kategorie Sinn vgl. auch Bongaerts G (2012) Sinn. transcript, Bielefeld.

134 Zur Kategorie des Verstehens vgl. auch Rehbein B & Saalmann G (Hrsg) (2009) Verstehen. UVK, Konstanz. Ferner Mauz A & Tiez Chr (Hrsg) (2020) Verstehen und Interpretieren. Schöningh, Paderborn.

135 Krais B & Gunter Gebauer G (2002) Habitus. transcript, Bielefeld.

136 Das Buch von König über Durkheim ist immer noch eine instruktive Zugangschance: König R (2019) Emile Durkheim. Springer VS, Wiesbaden.

personalen Würde des selbstbestimmten, selbstständigen und teilhabenden Menschen als kulturelle Selbsttransformation des Sozialen gestaltet werden soll.

## II. Die fast verborgene Onto-Anthropologie der Logik der *re*-konstruktiven qualitativen Sozialforschung

Qualitative Sozialforschung hat spannende Themen, die oftmals nur schwer in quantitativen Studien zu erschließen sind: Schon seit längerer Zeit erforscht werden z. B. die Formen karnevalesker Ventilsitten, die Reorganisation der Kindheit in den Ordnungen der Kindertageseinrichtungen bzw. das Sterben in der stationären Langzeitpflege oder die Arzt-Patienten-Beziehung oder die Chef-Visite im Akutkrankenhaus. Andere Themen schließen sich an: der Umgang mit Vorschriften im Büroalltag, die soziale Konstruktion von Geschlecht im Unterricht, Grammatiken der Mutterpflichten und Mutterwünsche, Konfliktlösungen von Kindern in Schulen, Kleidung und Geschlecht, die Hackeschen Höfe, ferner: Asylgewährung, ethnologische Einblicke in die Unternehmenskultur eines kleinen Familienunternehmens, Berliner Szenetreffpunkt Bahnhof Zoo, beruflicher Habitus männlicher Grundschullehrer, Schulentwicklung verstehen, Ethnographie der Fußball-WM 2006, Männlichkeiten als Thema einer ethnographischen Studie im Fanblock, das Bild des Sozialschmarotzers im aktivierenden Sozialstaat, Armut: prekär arbeiten, prekär leben, Ekel und Scham, Witz, Humor und Zynismus sowie „Baby-Sprache“ in der Altenpflege etc. Oder: Praxis der Hochzeitsplanung, Mikrogeschichte des „Gebärhauses“, das Tafeln, professionelle Totenfürsorge, Praktiken arbeitsmarkt- und kompetenzorientierten Profilings, Studien zum sozialpädagogischen Handlungsfeld des Kinderschutzes, Ethnographie der Gehörlosen, Schwangerschaft als Statuspassage, die Stigmatisierung des Hauptschülers, das Teilnehmen am Leben mit Hartz IV oder der Kollegialität der Belegschaftskultur im Krankenhaus. Unter dem Titel ethnographischer Untersuchungen finden methodisch kontrollierte Erkundungen (z. B. im Rahmen teilnehmender Beobachtung[137]) im Akutkrankenhaus, im Altenpflegeheim[138] oder in der Hospizarbeit statt. Das Gesamtfeld der Anwendung des ethnologisch-ethnographischen Blicks ist breit gefächert: die Rituale

---

137 Vgl. etwa Gössl M J (2020) Die Methode der Beobachtung in der Sozialen Arbeit. Tectum in Nomos, Baden-Baden.

138 Vgl. z. B. Löffler Ch (2014) Gewohnte Dinge. Materielle Kultur und institutionelles Wohnen im Pflegeheim. Tübinger Vereinigung für Volkskunde, Tübingen.

der Börse, die Statuspassage der Einschulung, die Erfahrungen im Internat, der Fußballverein St. Pauli, Online-Datings, die Evaluationspraxis in deutschen Hochschulen, die Ausführung von Strafrecht.

Das sind Titel, die ich im SS 2014 für eine Einführungsvorlesung in die Logik qualitativer Sozialforschung ohne Anspruch auf Vollständigkeit schnell im Buchhandel recherchiert hatte. Die Liste der hinzufügbaren Studien in den Jahren danach ist lang. Hier werden, methodisch kontrolliert, Geschichten des Lebens, das Leben als Geschichten in ganz verschiedenen Teilgebieten der sozialen Wirklichkeit erzählt.[139] Ein großer Teil der Themenfelder sind von sozialpolitischer Bedeutung, betreffen also den Kern meines Forschungs- und Lerngebiets.[140] Auch in der vor allem genossenschaftlichen Gemeinwirtschaftslehre[141] arbeiten wir im Kölner Seminar für Genossenschaftswesen vor allem (aber nicht nur) qualitativ. Insgesamt ist festzuhalten: Uns beschäftigen eine Themenvielfalt wie auch die Vielfalt der Orte und Räume sowie eine Vielfalt der Akteure. Und alles verschachtelt sich: Raum und Zeit, Akteure und Dinge.

***Die Textur der Dinge***: Gesellschaft ist ein Text mit ganz verschiedenen Textsorten. Selbst die Dinge[142] sprechen zu uns.[143] Die Soziologie und Ethnologie, auch die Kulturgeschichte der Dinge hat in den letzten Jahren eine gewisse Dynamik aufzuweisen. Von der (mitunter kulturanthro-

139 Vgl. Gephart, W (2008) Goethe als Gesellschaftsforscher. Und andere Essays zum Verhältnis von Literatur und Soziologie, LIT, Münster. Ferner Honegger C (2010) „Erzählen in der Soziologie - Soziologische Erzählungen". In Engler B (Hrsg) Erzählen in den Wissenschaften. Positionen, Probleme, Perspektiven. Academic Press Fribourg: 113-122. Die Fragestellung nochmals etwas anders angelegt: Fürstenberg F (1996) Soziologie als Literatur. In Clausen L (Hrsg) Gesellschaften im Umbruch: Verhandlungen des 27. Kongresses der Deutschen Gesellschaft für Soziologie in Halle an der Saale 1995. Campus, Frankfurt am Main - New York: 125-137.

140 Schulz-Nieswandt F (2016) Im alltäglichen Labyrinth der sozialpolitischen Ordnungsräume des personalen Erlebnisgeschehens. Eine Selbstbilanz der Forschungen über drei Dekaden. Duncker & Humblot, Berlin.

141 Schulz-Nieswandt F (2020) Gemeinwirtschaft und Gemeinwohl. Nomos, Baden-Baden.

142 Miller D (2010) Der Trost der Dinge. 5. Aufl. Suhrkamp, Frankfurt am Main; Gehrlach A (2020) Das verschachtelte Ich. Individualräume des Eigentums. Matthes & Seitz, Berlin; Mühlherr A u. a. (Hrsg) (2016) Dingkulturen. De Gruyter, Berlin.

143 Bolterauer A (2015) Zu den Dingen. Das epiphanische Ding-Erlebnis bei Musil, Rilke und Hofmannsthal. Praesens Verlag, Wien.

pologischen oder ethnologischen[144]) Entdeckung und Rehabilitierung der Materialitäten[145] in einer kultursemiotischen Hermeneutik (z. B. des Stadtraums[146]) kann die Rede sein. Auf die (Bedeutung der) Dinge[147] (etwa in der Pflege[148] oder bei der Heimübersiedlung[149] wie auch bei der Flucht[150]) sei hier nur exemplarisch verwiesen: Der Textbegriff ist in der *re*-konstruktiven Sozialforschung keineswegs auf das gesprochene und geschriebene Wort zu reduzieren.[151]

Unter Kultursemiotik der Hermeneutik[152] des Sozialen verstehe ich (im Sinne einer Übertragung der sprachwissenschaftlichen Semiotik[153] auf die Gesellschaft als Text) die Methodologie, die Hermeneutik der Sinnschichten (→Semantik) des Ausdrucksmaterials der Formen schöpferischen Tuns[154] (soziale Praktiken) als Geschehen (→ Pragmatik) *de*-zentrierter Subjekte im Rahmen einer Mehr-Ebenen-Analyse aus den generativen Strukturen (→ Syntaktik) sozialer Grammatik heraus zu begründen.

---

144 Hahn H P (2015) Materielle Kultur. Eine Einführung. 2., durchgeseh. Aufl. Reimer, Berlin.

145 Kalthoff H u. a. (Hrsg) (2016) Materialität. Herausforderungen für die Sozial- und Kulturwissenschaften. Fink, München.

146 Reblin E (2012) Die Straße, die Dinge und die Zeichen. Zur Semiotik des materiellen Stadtraums. transcript, Bielefeld.

147 Reuter J & Berli O (Hrsg) (2016) Dinge befremden. Essays zu materieller Kultur. Springer VS, Wiesbaden.

148 Artner L u. a. (Hrsg) (2017) Pflegedinge. Materialitäten in Pflege und Care. transcript, Bielefeld; im Hintergrund: Hoops W (2013) Pflege als Performance. Zur Darstellungsproblem des Pflegerischen. transcript, Bielefeld.

149 Depner A (2015) Dinge in Bewegung - zum Rollenwandel materieller Objekte. Eine ethnographische Studie über den Umzug ins Altenheim. transcript, Bielefeld.

150 Höpfner E (2018) Menschen auf der Flucht und die Bedeutung der Dinge. Springer VSA, Wiesbaden.

151 Froschauer U & Lueger M (2020) Materiale Organisierung der Gesellschaft. Artefaktanalyse und interpretative Organisationsforschung. Juventa in Beltz, Weinheim-Basel.

152 Foucault M (1971) Die Ordnung der Dinge. Suhrkamp, Frankfurt am Main: 60

153 Sebeok Th A (1979) Theorie und Geschichte der Semiotik, Rowohlt, Reinbek bei Hamburg. Ferner Schönrich G (1999) Semiotik zur Einführung. Junius, Hamburg; Krampen M u. a. (1981) Die Welt als Zeichen. Klassiker der modernen Semiotik. Severin und Siedler, Berlin.

154 Dazu auch Groeben N (1986). Handeln, Tun, Verhalten als Einheiten einer verstehend-erklärenden Psychologie. Francke, Tübingen.

Die Gesellschaft als Text kennt, wie gesagt, viele Textsorten. Es ist ein interessantes Phänomen[155] der Kultursemiotik, dass sogar die Dinge quasi animistischen Charakter haben und von den Menschen quasi magisch im Zuge der Objektbesetzung und der sich anschließenden sozialen Nutzungsweise erzeugt werden. Unter kapitalistischen Bedingungen nimmt diese symbolische Welt der Zeichen die Form der Warenästhetik[156] an.[157] Das Bourdieu'sche Werk, da es symbolische Ausdrucksformen[158] aus dem sozialen Milieu[159] als Binnenschichten sozialer Klassen im relationalen Gefüge der Klassenstruktur »verstehend erklärt«, macht solche identitätsstiftenden sozialen Distinktionspraktiken[160] verstehbar, so wie schon Max Weber zwischen Marktlage und »Stil-artige«[161] ständische Lebensführung[162] unterschied, wobei von Bourdieu beide Dimensionen aber als Konfiguration der Kapitalien zusammengeführt werden. Auch hier kann man die Wahlverwandtschaft zur Literaturwissenschaft[163] als Kulturwissenschaft[164] erkennen: Unter Milieu wird dort in der Regel der auch atmosphärisch fassbare Schauplatz oder Handlungsort bzw. die Umgebung des Textes verstanden. Diese Milieus sind metonymischer bzw. metaphorischer, also tropischer Ausdruck der handelnden Charaktere der Figuren, wobei die Motive im Geschehen hermeneutisch relevante Bausteine der

155 Malinowski B (1973) Magie, Wissenschaft und Religion. Fischer, Frankfurt am Main.

156 Haug W F (1971) Kritik der Warenästhetik. Frankfurt am Main: Suhrkamp.

157 Dazu auch Schulz-Nieswandt F (2019) Die Formung zum Homo Digitalis. Ein tiefenpsychologischer Essay zur Metaphysik der Digitalisierung. Königshausen & Neumann, Würzburg.

158 Bourdieu P (2000) Zur Soziologie der symbolischen Formen. 12. Aufl. Suhrkamp, Frankfurt am Main.

159 Dazu auch Vester M u. a. (2001) Soziale Milieus im gesellschaftlichen Strukturwandel. Suhrkamp, Frankfurt am Main.

160 Bourdieu P (1987) Die feinen Unterschiede. 27. Aufl. Suhrkamp, Frankfurt am Main.

161 Schwenk O G (Hrsg) (1996) Lebensstil zwischen Sozialstrukturanalyse und Kulturwissenschaft. Leske + Budrich, Opladen; Lüdtke H (1989) Expressive Ungleichheit. Zur Soziologie der Lebensstile. Leske + Budrich, Opladen.

162 Dazu auch Holzkamp K (1995) Alltägliche Lebensführung als subjektwissenschaftliches Grundkonzept. Das Argument 212: 817–846; Holzkamp K (1996) Psychologie: Selbstverständigung über Handlungsbegründungen alltäglicher Lebensführung. Forum Kritische Psychologie 36: 7–212.

163 Schweikle G & Schweikle I (Hrsg) (1990) Metzler Literatur Lexikon. Begriffe und Definitionen. 2. Aufl. Metzler, Stuttgart-Weimar.

164 Nünning A (Hrsg) (2013) Metzler Lexikon Literatur- und Kulturtheorie. 5., aktual.u. erw. Aufl. Metzler, Stuttgart-Weimar.

Handlung (»Plot«) als komplexes Prozessgeschehen darstellen. Dabei handelt der Plot über existenziell wichtige Themen des Menschen, die den »Stoff« der Geschichte abgeben. Kann man eine Metaphysik der Dinge bei Rainer Maria Rilke[165] entdecken oder auch andere philosophische und psychologische Tiefen etwa bei Robert Walser[166], Martin Walser[167] oder Franz Kafka[168] ausmachen, so gilt auch für den schlichten Alltag z. B. die Erfahrung »Kleider machen Leute«.[169] Und taucht man in die Soziologie des Konsums (oder der Soziologie der Mode[170], zu der auch René König beitrug[171]) ein, so mag man den Fetischismus der Marke (auf dem Laufsteg) entdecken.[172] Auch gibt es andere, überraschend wirkende Fragestellungen der Hermeneutik der sozialen Praktiken: So z. B. die Typen privater Hausgartengestaltungen des *Homo hortulanus*.[173]

Der Frust der meisten (nicht aller) Studierenden in meiner Bachelor-Vorlesung zur Einführung (Grundlegung) der Theorie qualitativer Sozialforschung liegt darin begründet, dass die meisten Studierenden gar nicht Theorie, als Methodologie (des Designs) der Methoden auf der Grundlage einer (als noch schlimmer eingeschätzt) Metatheorie im Sinne von Erkenntnistheorie[174] und Wissenschaftstheorie[175] aus der Optik einer Historischen Epistemologie[176] hören wollen: Sie wollen handwerkliche

165 Marx B (2015) „Meine Welt beginnt bei den Dingen". Rainer Maria Rilke und die Erfahrung der Dinge. Königshausen & Neumann, Würzburg.

166 Maas J (2019) Dinge, Sachen, Gegenstände. Spuren der materiellen Kultur im Werk Robert Walsers. Fink, München.

167 Koblitz K (2015) „Die leeren Wände reden mit vollem Mund". Dinge und Dinglichkeit im Erzählwerk Martin Walsers. Röhrig Universitätsverlag, St. Ingberg.

168 Bidmon A & Niehaus M (Hrsg) (2019) Kafkas Dinge. Königshausen & Neumann, Würzburg.

169 Richartz H (1975) Literaturkritik als Gesellschaftskritik. Darstellungsweise und politisch-didaktische Intention in Gottfried Kellers Erzählkunst. Bouvier-Verlag, Bonn; 12 ff.

170 Lehnert G (2015) Mode. Theorie, Geschichte und Ästhetik einer kulturellen Praxis. 2. Aufl. transcript, Bielefeld.

171 König R (1999) Menschheit auf dem Laufsteg. Die Mode im Zivilisationsprozeß. VS, Wiesbaden.

172 Hellmann K-U (2010) Fetische des Konsums. Studien zur Soziologie der Marke. VS, Wiebaden.

173 Waldeyer Chr (2016) Homo hortulanus. Die Sinnzuschreibungen in privaten Hausgartengestaltungen. Springer VS, Wiesbaden.

174 Schnädelbach H (2016) Erkenntnistheorie zur Einführung. Junius, Hamburg.

175 Carrier M (2017) Wissenschaftstheorie zur Einführung. 4., überarb. Aufl. Junius, Hamburg.

176 Rheinberger H J (2013) Historisch Epistemologie, 3. Aufl., Junius, Hamburg

Kunstlehre. Die bekommen sie auch in den begleitenden Übungen, die meine Mitarbeiter*innen in Bezug auf Interviews, Gruppendiskussionen und ethnographischer Beobachtung mit Kompetenz und Engagement interaktiv mit den Studierenden durchführen. Man könnte meinen, sie sind mit Blick auf den erwarteten Werkzeugkasten der Techniken bereits ganz gefangen im Employabilty-Dispositiv der antizipierten Statuspassagen ins Berufsleben. Im Master-Studium würden sie sich allerdings alsbald beklagen, ihnen fehle die Theorie. Was die Studierenden nicht »geil« finden, das ist meine erläuterte und sodann entfaltete Idee, die Forschungslogik der qualitativen Sozialforschung – wenn sie »tief« geht im *re*-konstruktiven Verstehen des existenziell konkreten und somit immer geschichtlichen Menschen in ihrer sozialen Wirklichkeit – auf einer ihr eigenen, quasi grundierend vorgeschalteten »Onto-Anthropologie« beruht. Und mit dem psychoanalytischen Blick können sie sich auch kaum anfreunden. Unter Diskussion wird verstanden, beliebige Meinungen auszutauschen. Verstanden werden muss aber das Wesen des Menschen in seiner Seinsverfassung.[177] Das gilt auch für die Ausbildung im Dienste der Sozialen Arbeit[178]. Auch hier, wo es letztendlich um Interventionen geht, kommt man ohne Klärung der erkenntnistheoretischen Grundlagen[179] nicht aus.[180]

Deshalb komme ich in der vorliegenden Abhandlung immer wieder auf philosophische Hintergrunds- bzw., um in der genetisch-strukturalen Logik der *re*-konstruktiven Sozialforschung zu bleiben, Tiefenzusammenhänge zu sprechen. Dass ist das, was die Kritiker der *re*-konstruktiven Hermeneutik des tiefenpsychologisch offenen genetischen Strukturalismus als »Metaphysik« ironisieren. Ich bin mir ziemlich sicher, dass sich die meisten Kritiker nicht gut auskennen in der Theoriegeschichte und in der aktuellen Theorienlandschaft der Metaphysik[181]. Ich werde versuchen, diese These von der relevanten metaphysischen Tiefenstruktur des genetischen

177 Laing R D (1994) Das geteilte Selbst. Eine existentielle Studie über geistige Gesundheit und Wahnsinn. Kiepenheuer & Witsch, Köln. Vgl. auch Laing R D (1969) Phänomenologie der Erfahrung. 18. Aufl. Suhrkamp, Frankfurt am Main.

178 Köttig M (Hrsg) (2014) Soziale Wirklichkeiten in der Sozialen Arbeit. Wahrnehmen - analysieren - intervenieren. Barbara Budrich, Opladen.

179 Demnächst Hundeck M & Mührel E (2021) Erkenntnistheorie der Sozialen Arbeit. Eine Grundlegung. Juventa in Beltz, Weinheim-Basel.

180 Dazu auch Aghamiri K u. a. (Hrsg) (2018) Doing Social Work - Ethnografische Forschung als Theoriebildung. Barbara Budrich, Opladen.

181 Urbich J & Zimmer J (Hrsg) (2020) Handbuch Ontologie. Metzler in Springer, Berlin.

Strukturalismus im Sinne einer Sozialontologie als den berühmten »roten Faden« der vorliegenden Abhandlung bis zum bitteren Ende im Auge zu behalten im Drehbuch und in der Regie der Ausführungen. Zwei Dimensionen will ich hier einleitend ansprechen.

1) Ich werde mehrfach Bezug nehmen auf den Gründungssatz der Soziologie bei Émile Durkheim[182], das »Soziale solle durch das Soziale« – jenseits eines Psychologismus[183] – erklärt werden. Daher darf Durkheim nicht falsch verstanden werden: Seine Soziologie war nicht ohne Subjekt, das verdrängt worden sei[184] Aber »das« Soziale, also die »Gesellschaft«[185], ist ja eine begriffliche Abstraktion und hat nicht eine Ding- Entsprechung (wie ein Tisch oder ein Auto) in der Wirklichkeit.[186] Das Soziale löst sich im Lichte einer ontologischen Analyse auf in Prozesse kulturell eingebetteter (also vergesellschafteter) und sozial verketteter (also in sozialen Beziehungen eingefügter) Individuen. Soziologie – und die beiden Protagonisten der *re*-konstruktiven Sozialforschung, um die sich die Abhandlung im Spiegel des besagten roten Fadens dreht, beziehen sich u. a. auf Durkheim und Norbert Elias[187], vor allem auch auf Pierre Bourdieu[188] – muss daher begriffen werden als Wissenschaft sozialer Prozesse sozial relationierter Individuen, die als Individuen aber methodologisch nicht der Ausgangspunkt der Analyse sein können, sondern (als *homo figurationis*) endogener Teil figurativer Prozesse sind.

---

182 Delitz H (2018) Èmile Durkheim zur Einführung. Junius, Hamburg; Bogusz Th & Delitz H (Hrsg) (2013) Èmile Durkheim. Campus, Frankfurt am Main-New York.

183 Dazu instruktiv kritisch: Rothacker E (1952) Die Schichten der Persönlichkeit. 5., durchgeseh. und mit einem Register ausgestattete Aufl. Bouvier, Bonn: 126 ff. Zu Rothacker vgl. aber auch Stöwer R (2011) Erich Rothacker. Sein Leben und seine Wissenschaft vom Menschen. V&R unipress, Göttingen. Insgesamt dazu Kaiser-el-Safti M & Loh W (2011) Die Psychologismus-Kontroverse. Vandenhoeck & Ruprecht. Göttingen.

184 Alvear Moreno R (2020) Soziologei ohne Mensch? Umrisse einer soziologischen Anthropologie. transcript, Bielefeld.

185 Interessant auch: Rümelin G (1889) Ueber den Begriff der Gesellschaft und einer Gesellschaftslehre. Deutsche Rundschau 61: 36-49.

186 Demmerling Chr (2016) An den Grenzen der Sprache? Heideggers Zeuganalyse und die Begrifflichkeitsthese. Deutsche Zeitschrift für Philosophie 64 (1): 1–19.

187 Treibel A (2008) Die Soziologie von Norbert Elias. VS, Wiesbaden.

188 Fröhlich G & Rehbein B (Hrsg) (2014) Bourdieu Handbuch. Metzler, Stuttgart-Weimar; Wacquant L (2016) Eine kurze Genealogie und Anatomie des Habitusbegriffs. Berliner Debatte Initial (Heft 4): 103–109. Ferner Jurt J (2010) Die Habitus-Theorie von Pierre Bourdieu. Zeitschrift für Literatur- und Theatersoziologie (3): 5–17.

Wenn, wie bei Georg Simmel, kantianisch geprägt, die theoretische Figur der Wechselwirkung

$$\{P \rightarrow U \cap U \rightarrow P\}$$

zum konstitutiven Apriori der Soziologie von Person (P) und Umwelt (U) erklärt wird, so ergibt die Figuration das »Soziale« dann, wenn die Umwelt keine technisch-dingliche Umwelt ist, sondern die soziale Mitwelt (des »Anderen«[189]: A) meint:

$$\{P \rightarrow A \cap A \rightarrow P\}.$$

Die Figuration ist sodann die Verkettung »Aller«:

$$P \cap A.$$

Die Folge sind mögliche positive wie negative Externalitäten als »spillover«-Effekte innerhalb der Verkettung:

$$/\partial P/ \rightarrow /\partial A/ \text{ und } /\partial A/ \rightarrow /\partial P/.$$

Dabei ist die Objektivität der Effekte (→ und ←) zu unterscheiden von ihrer Bedeutung im Spiegel der wertenden Beurteilung, bezogen auf die Relevanz der Positivität oder Negativität. Zu vermeiden sind die negativen Externalitäten im direkten Zusammenhang der Utility (U)-Funktionen:

$$(\partial U_W > 0) \rightarrow (\partial U_L < 0),$$

die sich in der Figuration von Winner (W) und Loser (L) anspielen. Dabei sichert die Empathie die Objektivität der Effekte, aber erst das Mitleiden als Gestimmtheit (Negativität oder Positivität als Bedeutungsrichtung) bzw. die Ignoranz als Gestimmtheit (Neutralität als Bedeutungslosigkeit) die Bedeutungszuweisung. Formale Voraussetzung ist die Empathie (E), hinreichende Bedingung ist die Gestimmtheit (G) im Modus der Haltung des Mitleids (M) oder der Haltung der Ignoranz (I), Resultante ist die Bedeutung (B) des objektiven Effekts (O):

$$E + G\ (E; I) \rightarrow B\ (O).$$

189 Bedorf Th (2011) Andere. Eine Einführung in die Sozialphilosophie. transcript, Bielefeld.

Die Prozesse müssen demnach aus dem endogenen Potenzial ihres Innenraums als Prozesse[190] selbst heraus verstanden werden[191]: als Metamorphosen oder eben auch in ihrer Pfadabhängigkeit, also als Wandel zwischen Kontinuität und Transformation im Spektrum zwischen Statik und Dynamik. Das Leben[192] erklärt sich durch das Leben. Doch was sind die sozialen Mechanismen des Wandels des Lebens? Das Leben hat seine endogenen generativen Mechanismen, die in transaktionaler Logik des Austauschs zwischen merkbarer technisch-dinglicher und sozialer Umwelt einerseits und wirksamen Organismus andererseits – zwischen Objekt und Subjekt – geschehen. Umwelt und Objekt sind eigentlich problematische Begriffe des Weltbildes des cartesianischen Dualismus. Es ist die Welt, *»in der«* das Subjekt gestellt ist. Und es ist gar kein Subjekt reiner Subjektivität, sondern »konkrete Struk-jektivität«, worauf später im Kontext des roten Fadens der vorliegenden Abhandlung einzugehen sein wird, also das Subjekt im Modus seiner Form der Subjektivierung durch Einschreibung der Welt in ein zum Scheitern[193] fähiges Individuum, das aber seinem Potenzial nach als ein wachsendes Werden zur Person zu begreifen ist: Die Differenz ist die Entfremdung. *Re*-konstruktive strukturale Hermeneutik versteht diese »Struk-jektivität« im Lebensverlauf aus diesem Lebensverlauf im Kontext der sozialen Verhältnisse der Zeitgeschichte einer Epoche[194] heraus.

Zwei Dimensionen wollte ich ja ein leitend bereits herausarbeiten. Komme ich zur zweiten Dimension. 2) Das Leben im endlichen Lebenszyklus, von dem u. a. Erik Erikson[195] handelte, ist von einer existenziellen

---

190 Vgl. ferner Schützeichel R & Jordan St (2015) Prozesse. Formen, Dynamiken, Erklärungen. Springer VS, Wiesbaden.

191 Kersten Chr (2015) Partizipation und Distanz. Heri Bergsons hermeneutische Philosophie. Alber, Freiburg i. Br.-München.

192 Kozljanic R (2004) Lebensphilosophie. Eine Einführung. Kohlhammer, Stuttgart.

193 Müller N (2020) Narrative des Scheiterns. Zur Konstitution von Identität in biographischen Krisen. Velbrück, Weilerswist; Junge M (Hrsg) (2019) Das Bild in der Metapher. Bilder des Erfolgs - Bilder des Scheiterns. Springer VS, Wiesbaden; Junge M & Lechner G (Hrsg) (2004) Scheitern. Aspekte eines sozialen Phänomens. VS, Wiesbaden; John R & Langhof A (Hrsg) (2014) Scheitern - Ein Desiderat der Moderne? Springer VS, Wiesbaden.

194 Dazu demnächst Köttig M & Witte N (Hrsg) (2021) Biographie und Kollektivgeschichte. Juventa in Beltz, Weinheim-Basel. Ebenso demnächst Alheit P u. a. (Hrsg) (2021) Reflexive Forschungspraxis. Zur Analyse von Biographien in ihren gesellschaftlichen Kontexten. Campus, Frankfurt am Main-New York.

195 Conzen P (2020) Erik H. Erikson. Grundpositionen seines Werkes. 2. Aufl. Kohlhammer, Stuttgart.

Sorgestruktur geprägt: Wie soll der Mensch[196] sein Dasein führen? Wie kann er die Entwicklungsaufgaben[197] bewältigen? Seine Sorge ist eine Frage: Wie soll er sich behaupten in Krisen? Das sind die Fragen, denen sich die *re*-konstruktive Sozialforschung bei Oevermann und Schütze widmen.

Ist es ein Zufall, dass in der Erzählung von Schütze mit Bezug auf die Bedeutung der philosophischen Anthropologie der Name Arnold Gehlen assoziiert wird? Gehlen[198] hat mit einem falschen Begriff (der Mensch als „biologisches Mängelwesen“[199]) das daseinsthematisch Richtige ausgesagt[200]: Angesichts der Aufgaben, die der Lebenslauf den Menschen abfordert, muss der Mensch mit der Ausbildung von Kultur[201] (das ist Teil seiner biologischen Verfassung, also seiner Natur) im Sinne einer Entlastungsfunktion[202] reagieren: Er bildet (ressourcentheoretisch gesehen) Ordnungen, Institutionen, Regeln, Routinen, Rituale etc.[203], also soziale Praktiken des Umgangs mit den Entwicklungsaufgaben – darauf fokussiert ja letztendlich die ethnomethodologische Forschungsfrage nach dem *WIE* (als das Wie des »Tuns«[204]) der Bewältigung der Sorge im Alltagsleben[205] der Menschen – aus, um das abenteuerliche Wagnis des Daseins mit vitalem Mut und Hoffnung (nicht in sozialer Ausgrenzung und nicht in Ohnmacht, die umkippt in depressive Grundgestimmtheit der Verzweiflung

---

196 Behrendt R F (1966) Der Mensch im Licht der Soziologie. Kohlhammer, Stuttgart.

197 Kotterer F (2014) Der menschliche Lebenslauf als Entwicklungsaufgabe. Wie aus Schwäche Stärke wird. Kovac, Hamburg.

198 Thies Chr (2017) Arnold Gehlen zur Einführung. 3., erg. Aufl. Junius, Hamburg.

199 Gehlen A (2016) Der Mensch. Seine Natur und seine Stellung in der Welt. Klostermann, Frankfurt am Main.

200 Wöhrle P (2010) Metamorphosen des Mängelwesens. Zu Werk und Wirkung Arnold Gehlens. Campus, Frankfurt am Main-New York.

201 Zur Orientierung in diesem unübersichtlichen Feld: Mobius St u. a. (Hrsg) (2019) Handbuch Kultursoziologie. 2 Bde. Springer VS, Wiesbaden. Als Klassiker gilt Krober A L & Kluckhohn C (1952) Culture. A Critical Review of Concept and Definition. Peabody Museum, Cambrigde, MA.

202 Waller St (2015) Leben in Entlastung. Mensch und Naturzweck bei Arnold Gehlen. UVK, Konstanz.

203 Vgl. z. B. Klausner M (2015) Choreografien psychiatrischer Praxis. Eine ethnographische Studie zum Alltag in der Psychiatrie. transcript, Bielefeld; ferner z. B. auch Witte N (2010) Ärztliches Handeln im Praxisalltag. Eine interaktions- und biographieanalytische Studie. Campus, Frankfurt am Main-New York.

204 Renn J, Sebald G & Weyand J (Hrsg) (2012) Lebenswelt und Lebensform. Zum Verhältnis von Phänomenologie und Pragmatismus. Velbrück, Weilerswist.

205 Vgl. auch Berding N (2020) Alltag im urbanen Quartier. Eine ethnografische Studie zum städtischen Zusammenleben. Springer VS, Wiesbaden.

und der Einsamkeit) möglichst gelingend, also mit einem ausgeprägten Kohärenzgefühl selbstwirksam anzunehmen und zu gestalten, um sich damit als Person selbst Gestalt zu geben. Die konkrete Utopie, die teleologisch hierbei angedacht ist, ist die Idee des sozialen Miteinanders aus der lichtenden Kraftquelle der (solidarischen) »Liebe«[206]. Der Begriff der »Lichtung« kommt bei Martin Heidegger[207] im Kontext der Analyse seiner Seins des Menschen als eines »In-der-Welt-Seins« in der Weise des Daseins vor. Bei Karl Jaspers[208] ist von »Existenzerhellung« die Rede. Man könnte aber fragen: Kommt der Mensch in seiner Art des sich einbauenden Wohnens angesichts der Sorge in einer den Menschen belastenden Welt zu einem »zu Hause-sein«? Oder verliert er sich in der Unwirklichkeit seiner entfremdeten Welt? Das sind die existenzialen Fragen als Fluchtpunkt der Erkenntnisinteressen qualitativer Sozialforschung, wenn sie tief bohrt hinein in die Sorgestruktur des Menschen, immer den Blick auf der Suche nach Auswegen aus der Ausweglosigkeit des sozialen Schicksals gerichtet.

Es war die politische Theologie des freiheitlichen Sozialisten Paul Tillich[209], der diese Seinsverfassung des Menschen[210] in den Begriffen der Angst, der Sinnleere, der Entfremdung, der Verzweiflung und der Einsamkeit (in sozial- und gesellschaftspolitisch politisch relevanter Weise[211]) charakterisierte. Komplementär passend dazu: Die Übermächtigkeit der Wirklichkeit gegenüber dem einzelnen Menschen ist die zentrale Frage des Gesamtwerks[212] von Hans Blumenberg[213]. Die Nähe zum Kerngedanken von

---

206 Schüßler W & Röbel M (Hrsg) (2016) LIEBE - mehr als ein Gefühl. Philosophie - Theologie - Einzelwissenschaften. Schöningh, Paderborn.

207 Heidegger M (2001) Sein und Zeit. 18. Aufl. Niemeyer, Tübingen.

208 Jaspers K (1955) Philosophie. II. Existenzerhellung. 3. Aufl. Springer, Berlin.

209 Schulz-Nieswandt F (2020) Siegfried Katterle (1933-2019). Sein Werk im Lichte der politischen Theologie von Paul Tillich. Duncker & Humblot, Berlin.

210 Schulz-Nieswandt F (2009) Paul Tillichs Onto(theo)logie der Daseinsbewältigung und die Fundierung der Wissenschaft von der Sozialpolitik. In Danz Chr, Schüßler W & Sturm E (Hrsg) Religion und Politik. Internationales Jahrbuch für die Tillich-Forschung. Bd. 4. LIT, Berlin: 125-138.

211 Schulz-Nieswandt F (2006) Chancengleichheit und Sozialstaat. In: Archiv für Theorie und Praxis der sozialen Arbeit 37 (4): 4-18.

212 Zill R (2020) Der absolute Leser. Hans Blumenberg - Eine intellektuelle Biographie. 2. Aufl. Suhrkamp, Berlin. Ferner Goldstein J (2020) Hans Blumenberg. Ein philosophisches Portrait. Matthes & Seitz, Berlin.

213 Buch R & Weidner D (Hrsg) (2014) Blumenberg lesen. Suhrkamp, Berlin.

Gehlen wird bei ihm überaus deutlich.[214] Davon ist auch das Denken von Giorgio Agamben[215] geprägt.[216]

Die »onto-anthropologische« Fundierung hat eine große Bedeutung: Diese Selbstbindung der tief verstehenden qualitativen Sozialforschung, wie sie hier zum Thema wird, an die Daseinsthemen des leidenden Menschen als ein Leiden in der Gesellschaft und ihren Krisen wirft Fragen auf, die ich nochmals kurz aufgreifen werde: Folgt aus der Selbstbindung des Erkenntnisinteresse nicht auch eine normative Selbstverpflichtung, so dass die Wissenschaft jenseits verkürzter Vorstellungen von Werturteilsfreiheit engagierte Positionen der Empörung – als Werte-orientierte Haltung der Wissenschaft[217] – ausbilden muss[218], gut fundiert in einer Metaphysik des modernen Naturrechts der sozialen Grundrechte im menschenrechtskonventionellen Status[219]: Gemeint ist, in der Form der Rücksichtnahme, die Position, Rawlsiansche Pareto-Lösungen für die Frage der Optimierungsfunktion (SWF) der sozialen Wohlfahrt (SW) folgen zu sollen:

$$\partial\, SW/\partial\, Ui > 0 \text{ für alle } i = 1 \text{ bis } n.$$

Dies ist der Ausdruck der Rücksichtnahme des grundrechtlich fundierten Subjekts auf das gleiche Grundrecht der Anderen, auf die Würde der sakralen[220] Personalität[221] des Menschen. Dies konkretisiert sich in der Differenz zum klassischen summativen Utilitarismus der Maximierung des Glücks der größten Zahl, also eben nicht der Empfehlung

$$SWF\,(Ui) = \sum Ui \text{ für alle } i = 1 \text{ bis } n, \text{ also: } U_1 + U_2 + U_3 + \ldots + U_{n-1} + U_n$$

214 Dazu Blumenberg H (2014) Beschreibung des Menschen. 2. Aufl. Suhrkamp, Frankfurt am Main.

215 Geulen E (2016) Giorgio Agamben. 3. erg. Aufl. Junius, Hamburg.

216 Vgl. auch Agamben G (2003) Das Offene. Der Mensch und das Tier. 5. Aufl. Suhrkamp, Frankfurt am Main.

217 Lepenies W (1997) Benimm und Erkenntnis. 4. Aufl. Suhrkamp, Frankfurt am Main.

218 Dazu auch Lagasnerie G de (2018) Denken in einer schlechten Welt. 2. Aufl. Matthes & Seitz, Berlin.

219 Schulz-Nieswandt F (2016) Inclusion and Local Community Building in the Context of European Social Policy and International Human Social Right. Nomos, Baden-Baden.

220 Schulz-Nieswandt F (2017) Menschenwürde als heilige Ordnung. Eine dichte Re-Konstruktion der sozialen Exklusion im Lichte der Sakralität der personalen Würde. transcript, Bielefeld.

221 Schulz-Nieswandt F (2017) Personalität, Wahrheit, Daseinsvorsorge. Spuren eigentlicher Wirklichkeit des Seins. Königshausen & Neumann, Würzburg.

folgend. Zum Ausdruck kommt somit die Idee der selbstständigen Selbstbestimmung im inklusiven Modus der Teilhabe am Gemeinwesen jenseits sozialer Ausgrenzung bis hin zum sozialen Tod. Der summative Utilitarismus inkludiert dagegen den kalkulierten Effekt negativer Externalität:

$$\partial U_j < 0 \; m \; \textit{für} \; j = 1 \ldots . \; m \; \textit{als Teilmenge von} \; n.$$

Das steht aber im Widerspruch zu der Menge der Pareto-Lösungen gemäß des Kriteriums:

$$\partial SW / \partial U_i > 0 \; \textit{für alle} \; i.$$

Pareto-Lösungen sehen aber nur Lösungen auf der durch dieses Kriterium eingegrenzten Nutzungsmöglichkeitskurve bzw. auf einem insgesamt höheren Niveau von Nutzenmöglichkeiten durch orthogonale Rechtsverschiebungen des Pareto-superioren Möglichkeitsraums eben dieser Kurve vor. Die ethische Differenz zwischen der Menge der Pareto-optimalen Rawls-Lösungen (als faire Win-Win-Lösungen) und der Gesamtmenge der Pareto-Lösungen besteht in der Nicht-Berücksichtigung relativer Deprivation durch die Scherenentwicklung in der Wohlfahrtsallokation als steigende Kluft zwischen dynamischen Positionen (*dP*) und stagnierenden Positionen (*stP*) in der figurativen Wohlstandsverteilung:

$$(\partial U_{dP} > 0) \; i. \; V. \; m. \; (\partial U_{stP} = 0),$$

wodurch die Differenz ($U_{dP}$ - $U_{stP}$) *ansteigt.*

Das Thema in den Erzählungen der Alltagsmenschen sind genau diese Fragen sozialer Gerechtigkeit im Schicksal der sozialen Dynamik. Chancenlosigkeit und fehlende Freiheitsgrade, Ohnmacht und Enge, Fixierung auf die Sorgen des Tages, Enttäuschung, verlorene Hoffnung, das »Grau in Grau» des Alltagskampfes, Fehlorientierungen, innere Haltlosigkeit wie auch fehlende Geborgenheit, Sinnentleerung, falsche Wege, schiefe Bahnen, kranke Sozialcharaktere, Abgründigkeiten (im Geflecht von sozialem Wandel, Ehe-, Familien- und Verwandtschaftsbiographien und Individualcharakter)[222]. Man lese die Maigret-Kriminalromane von Simenon oder schaue sich die Staffeln der Fernsehserie „Der Kommissar“ an: Das ist beste psychologisch fundierte Soziologie und soziologisch fundierte Psychologie, eingebettet in Zeitdiagnostik.

---

222 Vgl. z. B. Meredith A (2017) Das Geheimnis der Grays. (1933). Klett-Cotta, Stuttgart.

## III. Thema und Entstehungshintergrund von Kapitel IV

Das Feld empirischer Sozialforschung[223] ist weit.[224] Ich selbst habe im Bochumer Studium der Sozialwissenschaft in den Jahren 1978 ff. vor allem die Lehrbücher von Helmut Kromrey (*1940) und Jürgen Friedrichs (1939-2019) kennengelernt. Die berühmte Marienthal-Studie[225] gehörte damals schon dazu. [226] Wie sind qualitativen Methoden hier zu verorten? Welcher grundlagentheoretische Status kommt dabei den Formen einer *re*-konstruktiven Sozialforschung, hierbei vor allem in strukturalistischer Tradition der Hermeneutik[227] stehend, zu?

Wenn »Gesellschaft als Text« definiert wird[228], wie ist der Text (die verschiedenen Textsorten, so auch die Farben[229]) interpretativ[230] zu lesen[231] und zu verstehen?[232] Das ist hier das Thema. Das besagte Buch, das von mir besprochen wurde, ist ein „Gespräch mit Ulrich Oevermann und Fritz

---

223 Maus H (1967) Zur Vorgeschichte der empirischen Sozialforschung. In König R (Hrsg) Handbuch der empirischen Sozialforschung. Bd. I, Enke, Stuttgart: 18–37.

224 Vgl. auch https://www.qualitative-research.net.

225 Zeisel H u. a. (2009) Die Arbeitslosen von Marienthal. 22. Aufl. Suhrkamp, Frankfurt am Main.

226 Müller R (2008) Marienthal. Das Dorf - Die Arbeitslosen - Die Studie. Studien Verlag, Innsbruck u. a.

227 Vgl. insgesamt auch Jung M (2028) Hermeneutik zur Einführung. 5. Aufl. Junius, Hamburg. Ferner Danneberg L (2018) Hermeneutiken. Bedeutung und Methodologie. De Gruyter, Berlin.

228 Kraimer K & Garz D (Hrsg) (1994) Die Welt als Text. Theorie, Kritik und Praxis der objektiven Hermeneutik. 3. Aufl. Suhrkamp, Frankfurt am Main.

229 Vermann U (2000) Die Farbe - Sinnliche Qualität, Unmittelbarkeit und Krisenkonstellation. Ein Beitrag zur Konstitution von ästhetischer Erfahrung In Fehr M (Hrsg) Die Farbe hat mich - Positionen zur nichtgegenständlichen Malerei. Klartext-Verlagsgesellschaft, Essen: 426–473.

230 Rosenthal G (2015) Interpretative Sozialforschung. Juventa in Beltz, Weinheim; Froschauer U & Lueger M (2009) Interpretative Sozialforschung: Der Prozess. Facultas (UTB), Wien; Kleemann F, Krähnke U & Matuschek I (2013) Interpretative Sozialforschung. 2. Aufl. Springer VS, Wiesbaden.

231 Rautenberger U & Schneider U (Hrsg) (2016) Lesen. Ein interdisziplinäres Handbuch. De Gruyter, Berlin.

232 Vgl. ferner Wirth U (Hrsg) (2000) Die Welt als Zeichen und Hypothese. Perspektiven des semiotischen Pragmatismus von Charles S. Peirce. Suhrkamp, Frankfurt am Main.

Schütze“ und insofern eine durchaus besondere Einführung in die Forschungswelt *re*-konstruktiver Sozialforschung, basierend auf autobiographisch-narrativen Interviews[233] mit beiden Protagonisten, eine Idee, zu der sich, wie es im Vorwort der Herausgeber Detlef Garz, Klaus Kraimer und Gerhard Riemann lautet, beide Protagonisten dieser Erzählung „anfangs eher verhalten“ (S. 7) aufstellten: Sie „fremdelten zunächst mit der Vorstellung, sich in dieser Form autobiographisch zu äußern.“ (S. 7)

Das Buch basiert auf dieser Form der Interviews mit Ulrich Oevermann und Fritz Schätze, die jeweils an zwei Terminen (23. Juni und 17. September 2012) stattgefunden haben. Ort war das Hanse-Wissenschaftskolleg (HWK) in Delmenhorst. Der institutionelle Rahmen war die Study Group „Rekonstruktive Sozialforschung“ der HWK (vgl. S. 7). Schütze hat (kursiv gekennzeichnet) spätere Ergänzungen und Anmerkungen noch eingebaut (vgl. die redaktionspraktische Ausführungen auf S. 13 f.).[234]

Kurz noch zum Aufbau der Publikation der Gespräche mit Oevermann und Schütze: Nach einem Vorwort folgen die beiden Erzählungen von Oevermann und Schütze. Der Beitrag von Oevermann ist kürzer als der Teil von Schütze: Es ergab sich wohl ungeplant so. Auf mögliche innere Strukturen des Verlaufs der Erzählungen wird im Zuge der Wiedergabe und Diskussion eingegangen.

---

233 Schütze F (19983) Biographieforschung und narratives Interview. Neue Praxis (3): 283–294. Zu diesem Themenkreis: Glinka H-J (2016) Das narrative Interview. 4. Aufl. Juventa in Beltz, Weinheim-Basel; demnächst als 3. Aufl.; Lucius-Hoene G & Deppermann A (2021) Rekonstruktion narrativer Identität. Springer VS, Wiesbaden sowie demnächst als 3. Aufl: Küsters I (2021) Narrative Interviews. Springer VS, Wiesbaden.

234 Vgl. auch Elektronischer Anhang https://doi.org/10.3224/84740656A. Der elektronische Anhang enthält drei Textstücke: a) die „Ausführlichere Ergänzung der Interviewvorbemerkung von Fritz Schütze“; b) die „Skizzierung des Gesamtzusammenhangs meiner biographie- und erzähltheoretischen Forschungsaktivitäten“ von Fritz Schütze); sowie c) das Curriculum Vitae von Fritz Schütze. Hier tauchen auch noch Namen auf, die ich in der vorliegenden Abhandlung zum Teil aufgreife, so Victor Turner oder Karl Polanyi.

# IV. Inhalt und Diskussion der Selbsterzählungen

Die Eigenheit des Buches als Wiedergabe zweier Erzähltexte erfordert es, Inhaltsdarstellung und interpretative Diskussion zu integrieren.

## 1. *Ulrich Oevermann*

Beginne ich bei der Erzählung von Oevermann, weil auch das Buch so gegliedert ist. Ganz lässt sich die Aufteilung in Oevermann-Teil und Schütze-Teil nicht durchhalten, geht es doch auch um Zusammenhänge, um Differenzen, Gemeinsamkeiten, Schnittstellen, Konvergenzen. Der Oevermann-Teil kann wiederum, ebenfalls nicht ganz trennscharf, in zwei Abschnitte unterteilt werden. Der erste Teil wird, auch schon mit Blick auf den Schütze-Teil, mit einigen produktiven Umwegen erschlossen.

### Eine Odyssee der Suche: Zugangsmöglichkeiten mittels „Arbeit am Mythos" mit Bezügen zum Vorwort

Vor dem Hintergrund ihrer Lebensgeschichte erzählen[235] zwei Soziologen der qualitativen Sozialforschung – Ulrich Oevermann (*1940) und Fritz Schütze (* 1944) – ihre Forschungsbiographie als jeweils lange Suchprozesse. Und der Suchprozess wurde zu einem Findungsprozess. Damit – und die nachfolgenden Passagen legitimieren sich durch die Textstelle bei Oevermann zur Interpretation von Odysseus und den Sirenen und der »Dialektik der Aufklärung«[236] (S. 76 ff.) – erinnert mich die außergewöhnliche Darstellung in einer doppelten Weise an die Kategorie der »Liebe«. Seit Platons Symposium versteht man die Situation des Menschen im Kosmos im Kern als ein dialektisches Drama[237], da es um das Problem des Ge-

---

235 Horsdal M (2013) Leben erzählen - Leben verstehen. Dimensionen der Biografieforschung und Narrativer Interviews für die Erwachsenenbildung. Bertelsmann, Bielefeld.

236 Adorno Th W & Horkheimer M (1988) Dialektik der Aufklärung. 24. Aufl. Fischer, Frankfurt am Main.

237 Dazu auch Oevermann K (2009) Einheit in der Zerrissenheit - Über das tapfere Leben des Künstlers und Arztes Fritz Blumenthal. Eine Würdigung In Garz D

trenntseins geht. Subjekt und Objekt und auch Ego und Alter Ego sind getrennt, nicht eine Einheit: Liebe ist das Werden des Eins-Seins im Getrenntsein.

Oevermann selbst legitimiert diesen Zugriffspfad[238]: Er diskutiert das Kunstwerk[239] mit Blick auf diese metaphysische Problematik des »Nichtidentischen« (S. 78) und kann darlegen, dass er gelernt habe, die Ästhetische Theorie von Theodor W. Adorno (1903-1969) besser als früher zu verstehen (S. 78 f.). Insofern[240] ist die Odyssee (im Lichte psychoanalytischer Rezeption[241]) als metaphorisches[242] Epos[243] eine Narration der Liebe als Telos des menschlichen Lebens als eine Reise, als eine Suche, zurück zu Penelope, der Liebe. Der Suchprozess bei Schütze und Oevermann, so wird erzählt, sei auch von Offenheit und von Mühsal geprägt gewesen. Die Wahlverwandtschaft der erzählten Forschungsbiographien zur Liebe passt auch noch in einem weiteren Sinne: Im Zuge der Einblicke in die biographischen Voraussetzungen und der Entstehungsgeschichte, so lautet es im Untertitel, wird „die Gestalt rekonstruktiver Forschungsansätze" zum Ausdruck gebracht. Liebe ist ja jene Form, in der die Wahrheit des Daseins des Menschen Gestalt annimmt.

---

(Hrsg) Ausstellungskatalog „Schöpferisch zu sein, ist alles". Fritz Blumenthal - Maler, Mediziner. Verlag Bonewitz, Mainz: 5–14.

238 Oevermann U (1998) Selbsterhaltung oder Sublimierung? Odysseus als künstlerischer Protagonist der Kulturentwicklung. Merkur 52 (Heft 591): 483-496.

239 Oevermann U (2003) Künstlerische Produktion aus soziologischer Perspektive. In Rohde-Dachser Chr (Hrsg) Unaussprechliches gestalten. Über Psychoanalyse und Kreativität. Vandenhoeck und Ruprecht, Göttingen: 128–157. Vgl. auch Oevermann U (1996) Beckett's 'Endspiel' als Prüfstein hermeneutischer Methodologie. Eine Interpretation mit den Verfahren der objektiven Hermeneutik. Oder: Ein objektiv-hermeneutisches Exerzitium. In König H D (Hrsg) Neue Versuche Becketts Endspiel zu verstehen. Sozialwissenschaftliche Interpretation nach Adorno. Suhrkamp, Frankfurt am Main: 93–249.

240 Vgl. zum Nachfolgendem: Schulz-Nieswandt F (2020) Zur Göttlichkeit griechischer Landschaften. Königshausen & Neumann, Würzburg.

241 Marneros A (2017) Homers Odyssee psychologisch erzählt. Der Seele erst Irrfahrt. Springer, Wiesbaden; Marneros A (2018) Mein Bruder Sisyphos, mein Freund der Minotauros. Archetypen der griechischen Mythologie psychologisch erzählt. Springer, Berlin.

242 Schmitt R (2017) Systematische Metaphernanalyse als Methode der qualitativen Sozialforschung. Springer VS, Wiesbaden; Schmitt R, Schröder J & Pfaller L (2018) Systematische Metaphernanalyse. Springer VS, Wiesbaden.

243 Renger A-B (2006) Zwischen Märchen und Mythos. Die Abenteuer des Odysseus und andere Geschichten von Homer bis Walter Benjamin. Eine gattungstheoretische Studie. Metzler, Stuttgart-Weimar.

Der Gestaltbegriff ist hier theoretisch ernst zu nehmen. Bei Goethe[244] ist Gestalt[245] das Ergebnis von Metamorphosen, als Formbildung[246] im Sinne einer Entelechie.[247] In Bezug auf das vorliegende Buch lautet die Frage: Was hat hier wie Gestalt angenommen? Sollte damit (was auch im Vorwort angedeutet wird: S. 11) das vorliegende Buch sogar – quasi wie die Umwege, die Odysseus in seinen (das Fremde als das Ganz Andere erfahrenen[248]) ethnographischen Irrfahrten durch das ionische und ägäische Meer nehmen musste – eine ganz andere Art von Einführung in die Forschungslogik der von beiden Forschern verkörperten qualitativen Sozialforschung sein? Oevermann und Schütze legen Erzählungen vor: Einführung in die Forschungslogik im Modus der Erzählung komplexer, vielschichtiger, verwickelter Geschichten über Geschichten[249]: also eine auf das eigene „Selbst im Kontext" bezogene Anwendung der Methodologie der rekonstruktiven Sozialforschung, ohne hier nähere Versuche zu Einordnungen von analytischen Erzähltypen der Autobiographie von Wissenschaftler*innen (ich denke an Pierre Bourdieu[250], an Didier Eribon (*1953)[251] oder Annie Ern-

244 Simonis A (2001) Gestalttheorie von Goethe bis Benjamin. Diskursgeschichte einer deutschen Denkfigur. Böhlau, Köln u. a. sowie Breidbach O (2006) Goethes Metamorphosenlehre. Fink, München; Hilgers K (2002) Entelechie, Monade und Metamorphose. Formen der Vervollkommnung im Werk Goethes. Fink, München.

245 Fitzek H (2014): Gestaltpsychologie kompakt. Grundlinien einer Psychologie für die Praxis. Springer VS, Wiesbaden; Fitzek H & Salber W (2012) Gestaltpsychologie: Geschichte und Praxis.WBG, Darmstadt; Fitzek H (2010) Morphologische Psychologie. In Mey G & Mruck K (Hrsg) Qualitative Forschung in der Psychologie. Ein Handbuch. VS, Wiesbaden: 94–106.

246 Schneider S & Vogel J (Hrsg) (2018) Epiphanie der Form. Wallstein, Göttingen.

247 Goethe J W v (1987) Schriften zur Morphologie. Frankfurter Ausgabe, Band 24. Deutscher Klassiker Verlag, Frankfurt am Main.

248 Dazu auch Schulz R (2020) Als Odysseus staunte. Die griechische Sicht des Fremden und das ethnographische Vergleichen vom Homer und Herodot. Vandenhoeck & Ruprecht, Göttingen.

249 Schütze F (1984) Kognitive Figuren des autobiographischen Stegreiferzählens In Kohli M & Robert G (Hrsg) Biographie und Soziale Wirklichkeit: Neue Beiträge und Forschungsperspektiven. Metzler, Stuttgart: 78-117.

250 Bourdieu P (2002) Ein soziologischer Selbstversuch. Suhrkamp, Frankfurt 2002. Vgl. auch Schultheiss F (2007) Bourdieus Wege in die Soziologie. UVK, Konstanz.

251 Eribon D (2016) Rückkehr nach Reims. Suhrkamp, Berlin.

aux (*1940), die sich als „Ethnologin ihres Selbst" bezeichnet[252], zu versuchen.[253]

Im Hintergrund meines Zugangs zu dieser Buchbesprechung, die mich viel tiefer einbezogen hat als es sonst bei meinen eher nur »sachbezogenen« Buchbesprechungen üblich ist, und die mir daher viel mehr Zeit der Reflexion abgefordert hat, wurde mir auch nochmals deutlich, dass es bei aller Differenz zwischen Wissenschaft und Kunst (vgl. dazu auch Oevermann: S. 94 f.) als Formen[254] der Erkenntnis der Wirklichkeit (die Religion[255] einmal ausklammernd[256]) doch auch eine Schnittfläche gibt: Erkenntnis der Wirklichkeit wird immer erzählt[257], auch Wissenschaft (hier die Sozialwissenschaft[258]) – selbst im Modus mathematischer Modelle und statistischer Zusammenhänge – erzählt (*re*-konstruktive) Geschichten über[259] die Geschichten des Alltagsgeschehens der Menschen der sozialen Wirklichkeit im geschichtlichen Zeitstrom.[260] Die Ausdrucksgestalten des

252 Dazu auch Kuhl H I (2016) »Du mauvais gout«. Annie Ernauxs Bildungsaufstieg als Literatur und gesellschaftskritische Selbstzerstörung. (Reprint von 2001). De Gruyter, Berlin; Komorowska A (2017) Scham und Schrift. Strategien literarischer Subjektkonstitution bei Duras, Goldschmidt und Ernaux. Winter, Heidelberg.

253 Vgl. auch meine eigene Selbstanalyse: Schulz-Nieswandt F (2019) Die unvollkommene Paideia. Eine psychomotorische Hermeneutik meiner Odyssee zwischen Schicksal und Freiheit. Königshausen & Neumann, Würzburg. Zum Typus der autobiographischen Selbstanalyse vgl. auch Sperber M (1977) Bis man mir Scherben auf die Augen legt. All das Vergangene .... . 2. Aufl. dtv, München.

254 Oevermann U (2006): Wissen, Glauben, Überzeugung: ein Vorschlag zu einer Theorie des Wissens aus krisentheoretischer Perspektive. In Tänzler D u. a. (Hrsg) Neue Perspektiven der Wissenssoziologie. UVK, Konstanz: 79–118.

255 Vgl. demnächst meinen Aufsatz Schulz-Nieswandt F (2020) Meine Metaphysik-Kehre im Lichte der gemeinsamen Lehre mit Wolfgang Leidhold. (i. V.).

256 Vgl. aber auch Oevermann U (1995) Ein Modell der Struktur von Religiosität. Zugleich ein Strukturmodell von Lebenspraxis und von sozialer Zeit. In Wohlrab-Sahr M (Hrsg) Biographie und Religion. Zwischen Ritual und Selbstsuche. Campus, Frankfurt am Main-New York: Campus: 27–102.

257 Becker H S (2019) Erzählen über Gesellschaft. Springer VS, Wiesbaden. Zu Becker vgl. auch Danko D (2015) Zur Aktualität von Howard S. Becker. Springer VS, Wiesbaden.

258 Vaassen B (2012) Die narrative Gestalt(ung) der Wirklichkeit. Grundlinien einer postmodern orientierten Epistemologie der Sozialwissenschaften. (1996). Vieweg & Teubner in Springer, Berlin.

259 Luhmann N (1997) Die Kunst der Gesellschaft. 5. Aufl. Suhrkamp, Frankfurt am Main.

260 Vgl. auch Lindner R (2007) Die Entdeckung der Stadtkultur. Soziologie aus der Erfahrung der Reportage. Campus, Frankfurt am Main-New York.

alltäglichen Menschen – von dem die Soziologie auszugehen hat[261] – im Sinnhorizont seiner biographischen, zeitgeschichtlich-gesellschaftlichen und epochalen Kontext ist lesen und *re*-konstruktiv verstehen zu lernen.

Zwischen Wissenschaft und Literatur gibt es Schnittflächen.[262] Wenn Fritz Schütze sich auf Norbert Elias beziehen wird, so ist die Frage der Literatur[263] als Soziologie[264] im Lichte der instruktiven Studie von Tabea Dörfelt-Mathey[265] in Bezug auf die „Dichtung als Menschenwissenschaft" im Werk von Norbert Elias klärend. Elias kennt die Differenz zwischen Wissenschaft und Poesie, die er auch poetologisch abhandelt; aber er sieht hier widerspruchslos Komplementärfunktionen bzw. komplementäre Wege zur Erkenntnis der anthropologischen Daseinsproblematik des Menschen[266], definiert als „Los der Menschen", gegeben. Die poetologische Literatur sieht auch Wechselwirkungen.[267] Trennung und Nähe zugleich: Dies kennzeichnet die epistemologische Topographie von Wissenschaft und Kunst. Mag sein, dass in der notwendigen Suche nach der Balance von (emotionalem[268]) Engagement und Distanzierung[269] die auch ethisch und politisch engagierte Wissenschaft mehr methodisch kontrollierte Distanz zum Gegenstand ihrer Begierde haben muss und sich die Kunst etwas mehr fiktionale Phantasie leisten kann, doch sind beide ein Mischungsverhältnis von Engagement und Distanz.

---

261 Baumann Z (1999) Vom Nutzen der Soziologie. 3. Aufl. Suhrkamp, Frankfurt am Main.

262 Borgards R u. a. (2013) Literatur und Wissen. Ein Handbuch. Metzler, Stuttgart-Weimar.

263 Zur Literaturtheorie: Simons O (2017) Literaturtheorien zur Einführung. Junius, Hamburg.

264 Kuzmics H & Mozetic G (2003) Literatur als Soziologie. Zum Verhältnis von literarischer und gesellschaftlicher Wirklichkeit. UVK, Konstanz.

265 Dörfelt-Mathey T (2015) Dichtung als Menschenwissenschaft. Das poetische Werk von Norbert Elias. Springer VS, Wiesbaden.

266 Dazu auch Oppenheim D E (1926) Dichtung und Menschenkenntnis. Springer, Berlin.

267 Renneke P (2009) Poesie und Wissen. Poetologie des Wissens der Moderne. Winter, Heidelberg.

268 Lubrich O & Stodulka Th (2019) Emotionen auf Expeditionen. Ein Taschenhandbuch für die ethnographische Praxis. transcript, Bielefeld.

269 Elias N (2020) Engagement und Distanzierung. Suhrkamp, Berlin.

### *Exkurs: »Going Native« und die Verdinglichung im »cartesianischen Dualismus«*

Der sog. Dualismus des cartesianischen Weltbildes – im Sinne der Subjekt-Objekt-Spaltung von Karl Jaspers[270] – besagt, dass das ICH der Mittelpunkt der Welterschließung ist. Die Welt ist nur im Modus des epistemischen Habens. Die Realität ist an sich da, sie ist für mich aber nur da, wenn ich sie mir »nehme«. Was die Psychoanalyse eine Objektbesetzung nennt, die sich ja bekanntlich auch neurotisch steigern kann zur »Verstiegenheit«, so wird an diesem Terminus schon offensichtlich, was ein Problem sein kann: die Verdinglichung[271] der Welt zum Objekt meiner epistemischen, letztendlich libidinösen Begierde als Habitus des Haben-Wollens[272] und somit des besitzindividualistischen Weltbildes. Die Welt wird zum Objekt der kolonialen Einhegung und das Subjekt wächst mit dieser »ursprünglichen Akkumulation«, von der Karl Marx in „Das Kapital" schrieb.

Das Verhältnis von Realität und Konstruktion[273] beschäftigte immer schon die Philosophie in ihrer langen Entwicklungsgeschichte. Und die moderne analytische Philosophie als Sprachphilosophie[274] macht es nicht leicht, sich in diesem Feld des Denkens zu orientieren und letztendlich zu positionieren. Die objektive Realität wird zum Objekt der Konstruktion. Der Cartesianismus ist als Ideologie ein sog. radikaler Konstruktivismus eines reinen Kognitivismus. Das war auch die Position von Kant, denn die Transzendentalphilosophie axiomatisierte das Subjekt zum Apriori jeglicher Erkenntnis. Hier zeigt sich die historische Korrelation von Cartesianismus und Säkularisierung der Neuzeit: Die alte Tradition der Selbstoffenbarung Gottes ist vorbei. Variationsreiche »anthropologische Wenden« infolge wissenschaftstheoretischer Reflexionen[275] in der Theologie, ich

270 Jaspers K (1953) Einführung in die Philosophie. Piper, München: 24 f.

271 Mayer M (2014) Objekt-Subjekt. F. W. J.Schellings Naturphilosophie als Beitrag zu einer Kritik der Verdinglichung. trancript, Bielefeld.

272 Bollnow O F (1958) Wesen und Wandel der Tugenden. Ullstein, Frankfurt am Main: 44 ff. vgl. insgesamt auch Koerrenz R (2004) Otto Friedrich Bollnow. Ein pädagogisches Porträt. Beltz, Weinheim-Basel (UTB).

273 Vgl. dazu auch Meinefeld W (2014) Realität und Konstruktion. Erkenntnistheoretische Grundlagen einer Methodologie der empirischen Sozialforschung. VS, Wiesbaden.

274 Bertram G W (2014) Sprachphilosophie zur Einführung. 3. Aufl. Junius, Hamburg.

275 Pannenberg W (1987) Wissenschaftstheorie und Theologie. Suhrkamp, Frankfurt am Main.

denke etwa an Karl Rahner[276], haben hier Tribut zahlen müssen. *Re*-konstruktive Sozialforschung denkt auch eine Transzendentalie. Gemeint sind aber die kulturell codierten sozialen Praktiken der alltäglichen Prozesse der sozialen Interaktionen(dabei mehr meinend als der Übergang des phänomenologischen Subjekts des frühen Husserls zur phänomenologischen Inter-Subjektivität des späten Husserls, später eine performative Soziologie begründend), also die Praxis des sozialen Prozessgeschehens selbst, die in ihrer Generativität, einem Totalitätsverständnis der gesellschaftlichen Zusammenhänge im geschichtlichen Zeitstrom *im Sinne eines genetischen Strukturalismus des de-zentrierten (aber in diesem Modus der Dezentralisierung durchaus phänomenologischen) Subjekts der Hermeneutik* folgend, zu verstehen ist bzw. sind.

Das cartesianische Subjekt, ich komme nochmals zu einer psychoanalytischen Soziologie der prometheischen Neuzeit als Epoche der Moderne zurück, macht die soziale Wirklichkeit zum Objekt aus zwei Gründen. 1) Das Objekt ist zum Zwecke meiner epistemischen Besetzung – zumindest im Sinne einer episodischen Laborsituation der Beobachtung und experimentellen Verarbeitung – stabil. Es wird, epistemologisch betrachtet, so getan, »als ob«[277] die Erforschung der sozialen Wirklichkeit nach dem Weltbild der klassischen Naturwissenschaften eine Invarianzwissenschaft ist, weil der Gegenstand unabhängig vom Forschungssubjekt ist (was bekanntlich seit der Berechnung des Heisenberg-Effektes der »Unschärferelation«[278] nicht mehr stimmt). Soziale Wirklichkeit ist aber eine Varianzwissenschaft[279], weil ihr Gegenstand der soziale Wandel eben dieser Wirklichkeit ist. Die Menschen »machen« – so Marx – ihre Wirklichkeit. Marx sieht die Basisform dieses Machens in der Arbeit; spätere marxistische Theorien differenzierten den Tätigkeitsbegriff. Habermas setzt mit der Kommunikation fundamental anders akzentuiert an. Ältere wie neuere Ansätze aus

---

276 Zu Karl Rahner vgl. u. a. Knoepfler N (1993) Der Begriff „transzendental“ bei Karl Rahner. Zur Frage seiner kantischen Herkunft. Tyrolia, Innsbruck.

277 Nicht im Sinne von Vaihinger H (1911) Die Philosophie des Als Ob. System der theoretischen, praktischen und religiösen Fiktionen der Menschheit auf Grund eines idealistischen Positivismus; mit einem Anhang über Kant und Nietzsche. Reuther & Reichard, Berlin.

278 Heisenberg W (1927) Über den anschaulichen Inhalt der quantentheoretischen Kinematik und Mechanik. Zeitschrift für Physik 43: 172–198.

279 Clauß F J (1981) Wissenschaftslogik und Sozialökonomie. Über die formalistische Degeneration einer Wissenschaft. Duncker & Humblot, Berlin.

dem symbolischen Interaktionismus verstehen den Alltagsmenschen als konstruktiv in pragmatischer Perspektive.[280]

Und der Heisenberg-Effekt beschäftigt in der Diskussion der Güte der Forschung immer die Methodenentwicklung quantitativer und qualitativer Sozialforschung. Das Problem ist aber gerade auch darin begründet, dass die öffentlich wirksam rezipierten Prognosen (sprachlogische Umkehrungen der erklärenden Theoriemodelle) den Gegenstand (das Denken und Handeln der Menschen) verändern, sodass sogar eine zunächst falsche (falsifizierte) Hypothese sich als richtig erweisen kann, weil sie die Wirklichkeit verifikationsrelevant verändert hat. In diesem Sinne verändert die Naturwissenschaft ihren Gegenstand (die Natur, deren Gesetzmäßigkeiten die Wissenschaft auf der Spur ist) nicht. Wohl kann die Menschheit die Natur beeinflussen und zerstören, aber dabei die Naturgesetze voraussetzend.

Dies ist der Grund, warum mikroökonomische *homo oeconomicus*-Modelle, analog zu den soziologischen *constrained rational choice*-Paradigmen, die Präferenzfunktonen als gegeben und stabil annehmen und die anreiztheoretisch gedachten Restriktonen des optimierenden Subjekts kontrolliert variieren. Das führt uns hinein bis in die Goldstandards der randomisierten Clusteranalyse im Kontroll-Vergleichs-Gruppen-Design z. B. der Versorgungsforschung im Spiegel der Kausalitätsverständnisse der Evidenz-basierten Medizin. Die sozialevolutorische Dynamik der Wechselwirkung zwischen Präferenzen (bzw. Ideen und Interessen), Institutionen (Kultur) und Technologien (Produktivkraftinnovationen) – hier müsste noch mehr, differenzierend und die Komplexität steigernd[281], ausgeführt werden – wird eher von heterodoxen Strömungen der Sozialökonomie (als *soft economics* diskriminiert) thematisiert.

2) In einem kultursemiotischen Sinne ist das hermeneutische Forschungssubjekt der quantitativen wie qualitativen Sozialforschung nicht zu trennen vom Objekt, das als Totalität des historischen Kulturzusammengangs der kontextuelle Sinnhorizont ist, in der das epistemische Subjekt eingefügt, eingebettet bzw. eingelassen ist. Das Theorem des *de*-zentrierten Subjekts gilt daher auch für die Forschungssituation der Wissenschaft, analog zur Ästhetischen Theorie und zu den Subjektivierungsformen des *homo religiosus*, auch dann, wenn jenseits von Gott und Kirche für

---

280 Abels H (2009) Wirklichkeit. VS, Wiesbaden.

281 Vgl. auch Köller Th (2014) Allgemeine Grundlagen der Politischen Theorie 2. Das wissenschaftliche und das egozentrierte Menschen Bild. Verlag Neue Aufklärung, Düsseldorf.

den Menschen konstatiert wird: „Mythisch wohnt der Mensch auf dieser Erde.“ (Walter F. Otto)[282] Nicht erst in der forschungslogischen Phase des sog. Verwertungszusammenhangs, auch nicht nur in der forschungslogischen Phase des Entdeckungszusammenhangs, ist Wissenschaft von Werten und Normen, Interessen und Ideen geprägt. Auch die Theoriebildung und die Umsetzung in ein Design der Methoden (wie auch die Methoden und Instrumente selbst) sind nicht frei von geschichtlich geprägten Weltbildern, vergesellschafteten Menschenbildern, sozialen Codes der Konstruktvariablen, kulturellen Codierungen der Modellierung von Kausalitäten usw. Ich bin, entgegen der Besprechung der Arbeit von Tanja Bogusz[283] durch Michael Schmidt[284], nicht der Meinung, Hans Albert[285] hätte die Werturteilsfreiheitsproblematik bereits vor langer Zeit abschließend behandelt. Davon unberührt sind die massiven kritischen Reflexionen der Arbeit von Tanja Bogusz, die auch aus einer Perspektive jenseits des traditionellen Kritischen Rationalismus wie bei Markus Holzinger[286] vorgetragen worden sind.

Diese Perspektiven[287] deuten an, dass sich die skizzierte Problematik im Feld der *re*-konstruktiven Sozialforschung nochmals zuspitzt, aber grundsätzlich der Wissenschaft insgesamt eigen ist. Daher geht es wegen dieser unabdingbaren Involviertheit des Forschungssubjekts (der Wissenschaft als Sphäre insgesamt) in ihrem Gegenstand (der Gesellschaft und somit der Epoche insgesamt[288]) um die Notwendigkeit einer reflexiven Kontrolle dieser Involviertheit. Methodische Distanz zu kontrollieren bedeutet aber

282 Schulz-Nieswandt F (2020) Zur Göttlichkeit griechischer Landschaften. Königshausen & Neumann, Würzburg

283 Bogusz T (2018) Experimentalismus und Soziologie. Von der Krisen- zur Erfahrungswissenschhaft. Campus, Frankfurt am Main-New York.

284 In Soziologische Revue 42 (2019): 188-200.

285 Albert H (1963) Wertfreiheit als methodisches Prinzip. Zur Frage der Notwendigkeit einer normativen Sozialwissenschaft. In Probleme der normativen Ökonomik und der wirtschaftlichen Beratung. Schriften des Vereins für Socialpolitik. N. F. Bd. 20. Duncker & Humblot: Berlin: 32–63.

286 Vgl. unter https://www.soziopolis.de/lesen/buecher/artikel/kritik-der-reinen-erfahrung/; Tag des Zugriffs: 11. Oktober 2020.

287 Vgl. auch Schulz-Nieswandt F (2018) Zur Metaphysikbedürftigkeit empirischer Alter(n)ssozialforschung. Nomos, Baden-Baden; Schulz-Nieswandt F (2019c) Gestalt-Fiktionalitäten dionysischer Sozialpolitik. Eine Metaphysik der Unterstützungstechnologien im Kontext von Krankenhausentlassung und der Idee eines präventiven Hausbesuchs als Implementationssetting. Nomos, Baden-Baden: 19 ff.

288 Dilthey W (1993) Der Aufbau der geschichtlichen Welt in den Geisteswissenschaften. 4. Aufl. Suhrkamp, Frankfurt am Main.

eben nicht Eliminierung der Involviertheit. Aber dort, wo qualitative Sozialforschung – analog zur ethnographischen Arbeit im Feld – von einem »going native«[289] geprägt ist, dort ist die Problematik der Involviertheit besonders kompliziert, und trifft in der Feldforschung gerade dann zu, wenn es um unterschiedliche Formen der Implementationsforschung, um Projektentwicklungsbegleitforschung bzw. um formative Evaluationen[290] geht oder bei denen die summative Evaluation entweder explizit mit formativen Aufgaben vermischt wird oder summative Evaluationen ungeplant in formative Involviertheit einmünden. Diese Herausforderung muss als Wesenseigenschaft teilnehmender Bobachtung reflektiert werden: Die forschende Aktivität der (offenen/verdeckten) Teilnahme kann dabei je nach konkreten Praktiken von bloßer physischer Anwesenheit im Geschehen des Feldes bis hin zur tiefer gehenden Interaktion mit einer eigenen aktiven Rolle in dem Geschehen reichen. Für die Wissenschaft bedeutet die Methode der teilnehmenden Beobachtung ein ständiges Oszillieren zwischen einerseits der notwendigen Nähe (infolge der beobachtenden Teilnahme) und andererseits der ebenso notwendigen Distanz (als Ausgangspunkt der Beobachtung). Die Distanz ist notwendig, um die Erfahrungen wissenschaftlich, also methodisch kontrolliert zu reflektieren, und soll in den machbaren Grenzen des Möglichen vor dem kooptierenden »going native« (definiert als Vertrautheit und als Übergang zur Identifikation mit den aktiv-teilnehmend beobachteten Geschehensprozessen) und somit einer Art von schleichender Übernahme des Selbstverständnisses der Akteure des Geschehens schützen, ohne die Forschung als solche zu negieren: Man könnte ja auch auf Forschungen der ethnographischen Teilnahme, die allerdings als „Königin" der Methoden der Feldforschung in der Ethnologie bezeichnet wird[291], verzichten. Wenn nicht, dann gehört das »going native« mit all den damit verbundenen Problemen unabdingbar zur Feldforschung.[292] Vielleicht könnte man diese reflexive Praxis von »going

---

289 Hamann C. & Kißling M. (2017) Going native. In Göttsche D u. a. (Hrsg) Handbuch Postkolonialismus und Literatur. Metzler, Stuttgart: 149-153.

290 Widmer Th u. a. (Hrsg) (2009) Evaluation. Ein systematisches Handbuch. VS, Wiesbaden. Vgl. ferner Treischl E & Wolbring T (2020) Wirkungsevaluation. Juventa in Beltz, Weinheim-Basel.

291 Girtler R (2002) Methoden der Feldforschung. Böhlau, Wien; Girtler, R (2009) 10 Gebote der Feldforschung, 2. Aufl.. LIT, Wien.

292 Tresch J (2001) On Going Native -Thomas Kuhn and Anthropological Method. Philosophy of the Social Sciences 31 (3): 302-322.

native« als kontrolliertes »doing native« bezeichnen.[293] Hier könnten auch Methoden der kommunikativen Validierung und der Rollenselbstreflexion durch Gruppensupervision[294] eingebaut und diskutiert werden

Zurück aus dem langen Exkurs. Und hier nun liegt mit den Erzählungen von Oevermann und Schütze ein Buch vor, das Geschichten erzählt über diese *re*-konstruktive Logik der Geschichten über Geschichten. Das sollte faszinierend sein für Leserschaften, die auch daran interessiert sind, Wissenschaft als endogenen Teil der Wirklichkeit, die von der Wissenschaft erforscht – ob nomologisch oder hermeneutisch, um an die Ursprungszeiten der Schismogenese[295] von »Erklären versus Verstehen«[296], von Natur- versus Geisteswissenschaften anspielend zu erinnern – werden will, tiefer eintauchend zu verstehen. Hier ist die Anmerkung von Oevermann passend, wonach „auch für die Naturwissenschaften letztes Endes eine hermeneutische Methodologie grundlegend ist."

Ganz offensichtlich war das jeweilige Forschungsleben beider Protagonisten dieser Gespräche und der daraus resultierenden Erzählungen ein Abenteuer, so wie einst Roland Barthes (1915-1980)[297], sich als ein personales Selbst mit der Methode der Wirklichkeitserfassung mischend, auch von seinem Leben als »semiologisches Abenteuer« sprach. In diesen Erzählungen – generiert in einer Art von Oral History[298] (S. 8) – wird deutlich, „'wie alles miteinander zusammenhängt'" (S. 7): „Lebensgeschichte, Gesellschaftsgeschichte, Universitätsgeschichte und Geschichte der Disziplin." (S. 8)

Hintergrund der Idee zu dieser Rekonstruktion *re*-konstruktiver Sozialforschung war die Frage nach Einheit und Differenz, Verbindendes und Trennendes zwischen verschiedenen verfahren der *re*-konstruktiven Sozial-

293 Dazu auch Bettmann R & Roslon M (Hrsg) (2012) Going the Distance. Impulse für die interkulturelle Qualitative Sozialforschung. Springer VS, Wiesbaden.

294 Bonz J u. a. (Hrsg) (2017) Ethnografie und Deutung. Gruppensupervision als Methode reflexiven Forschens. Springer VS, Wiesbaden.

295 Bateson G (1985) Ökologie des Geistes. 12. Aufl. Suhrkamp, Frankfurt am Main.

296 Dazu auch Haussmann Th (1991) Erklären und Verstehen: Zur Theorie und Pragmatik der Geschichtswissenschaft. Suhrkamp, Frankfurt am Main. Ferner Schneider W L u. a. (Hrsg) (2008) Verstehen und Erklären. Fink, München.

297 Barthes R (1983) Elemente der Semiologie. Suhrkamp, Frankfurt am Main. Vgl. auch Ette O (1998) Roland Barthes. Eine intellektuelle Biographie. Suhrkamp, Frankfurt am Main.

298 Niethammer L (1989) Lebenserfahrung und kollektives Gedächtnis. Die Praxis der „Oral History". Syndikat, Frankfurt am Main.

forschung, hier der Objektiven Hermeneutik[299] einerseits und der soziolinguistisch[300] fundieren Prozessanalyse[301] andererseits.

Im Vorwort (S. 10 f.) wird zu Recht auch angesprochen, man wolle an die Gestaltqualität dieser Variationen *re*-konstruktiver qualitativer Sozialforschung jenseits der Domänenabgrenzungsrituale der Selbstkonstitution durch Ab- und Ausgrenzung der anderen Strömungen, die das Feld der qualitativen Sozialforschungsrichtungen prägen und auf die vor allem Schütze auch eingeht (S. 167 f.; vor allem S. 176 f.), wenn er von „tiefe(n) Gräben"[302] spricht, herankommen. Man kann sich in der Tat fragen, ob die Liturgieordnungen der agonalen destruktiven Selbstbehauptungsbemühungen einzelner Strömungen in diesem unübersichtlichen Feld[303] stärker ausgeprägt ist als der frühere Kampf zwischen quantitativer und qualitativer Sozialforschung, so in der Zeit, als sich die qualitative Sozialforschung um aufnehmender Anerkennung in der Deutschen Gesellschaft für Soziologie (die Einrichtung einer Arbeitsgruppe „Methoden der qualitativen Sozialforschung" in der Deutschen Gesellschaft für Soziologie [DGS] im Oktober 1997 und die Einrichtung einer gleichnamigen Sektion im November 2003 betreffend; vgl. zur Wissenssoziologie ferner S. 175 ff.) bemühte. Es geht dem Buch in seiner Konzeption im Rahmen einer komplexen Motivstruktur also auch um ein Verstehen dieser *re*-konstruktiven Ansätze jenseits von Stereotypen der Strategien der Verstümmelung authentischer Gestalt.

Diese »Einführung auf anderer Weise« in die Theorie beider Formen der *re*-konstruktiven qualitativen Sozialforschung, jenseits einer Zusammenstellung anspruchsvoller Grundlagentexte beider Forscher (S. 11), erfolgt im Modus „sehr persönlicher Texte" (S. 12): „Es kommen schmerzhafte Verlusterfahrungen und die Spuren des Zweiten Weltkrieges in Lebensgeschichten zur Sprache" (S. 12). Ein letztes Anspielen auf Homer: Auch

---

299 Garz D & Raven U (2015) Theorie der Lebenspraxis. Einführung in das Werk Ulrich Oevermanns. Springer VS, Wiesbaden; Reichertz Jo (1986) Probleme qualitativer Sozialforschung. Zur Entwicklungsgeschichte der Objektiven Hermeneutik. Campus, Frankfurt am Main-New York.

300 Vgl. auch Hymes D (1979) Soziolinguistik. Suhrkamp, Frankfurt am Main.

301 Schütze F (2016) Sozialwissenschaftliche Prozessanalyse. Barbara Budrich, Opladen.

302 Dazu auch Schulz-Nieswandt F (2016) Besprechung zu: Mey G & Mruck K (Hrsg) Qualitative Forschung. Springer VS 2014. Kölner Zeitschrift für Soziologie und Sozialpsychologie 68 (1): 167-171.

303 Hier müssten doch Brücken gebaut werden: Bethmann St (2020) Methoden als Problemlöser. Wegweiser für die qualitative Forschungspraxis. Juventa in Beltz, Weinheim-Basel.

Odysseus' Reise begann nach dem Krieg um Troja; und er verlor alle seine Kameraden während seiner Irrfahrten.

Zugleich werden Bedingungen einer Kreativität erzählt: Oevermanns Präferenz für vogelkundliche Streifzüge in Kindheit und Jugend wie auch die „Bedeutung von frühen und langandauernden Krankheits- und Klinikerfahrungen für Fritz Schütze's Sinn für das Abgründige und die Störanfälligkeit menschlicher Kommunikation und für biographische Leidensprozesse." (S. 12)

So ist das Buch einfach gegliedert: Auf „Die Erzählung von Ulrich Oevermann" (S. 15 ff.) folgt „Die Erzählung" von Fritz Schütze" (S. 101 ff.). Es sind die Fließtexte der jeweiligen Erzählungen, gegliedert (besser: strukturiert) nur nach den kursiv gesetzten Fragen der Interviewer*innen. Dies Teil von Oevermann ist wiederum tendenziell in zwei Teile zerlegbar: Im ersten Abschnitt (S. 15-44) legt er die Eckpunkte und Konturen seiner objektiven Hermeneutik im Rahmen seiner akademischen Entwicklungsphasen dar; im zweiten Abschnitt (S. 44 ff.) ist der autobiographische Teil dominant.

Oevermann wirkt oftmals (wie er selbst sieht) „apodiktisch" (S. 21; vgl. auch S. 91). Diese Haltung löst sich aber im Verlauf des Textes, so, als ob er anfangs manche Narbe, die man ihm zugeführt hatte, abarbeiten müsste: So sei die Frage, wie denn seine Arbeit überhaupt noch Wissenschaft (S. 18; wenn man keine Zahlen liefert: S. 43) sei oder auch mancher Angriff in der 1968er Umbruchphase, ob er denn links genug sei, oder auch der Spott Kritischer Theorie (S. 23), anzuführen.

### Methodologischer Minimalkern Émile Durkheim's und Anti-Psychologie

Oevermann betont seine „Anti-Psychologie"(S. 15; ferner als Test-zentrierte [S. 29] „Betriebswirtschaftslehre der Seele": S. 20). Man wird das schon wie in der klassischen Position der anti-psychologischen Konstitution der Soziologie als eigenständiger Disziplin bei Émile Durkheim (1858-1917)[304] in dessen »Regeln der soziologischen Methode«[305], wonach das »Soziale durch das Soziale« zu erklären sei, verstehen müssen.[306] Oevermann betont

304 Suber D (2011) Èmile Durkheim. UVK, Kontanz.

305 Durkheim E (1984) Die Regeln der soziologischen Methode. 9. Aufl. Suhrkamp, Frankfurt am Main.

306 Dazu auch Burkholz R u. a. (Hrsg) (2001) Materialität des Geistes. Zur Sache Kultur - im Diskurs mit Ulrich Oevermann. Velbrück, Weilerswist.

die wissenschaftslogische Notwendigkeit zumindest eines „latente(n) Durkheim-Minimalismus“ (S. 25).

Das »Soziale (S) durch das Soziale (S) zu erklären« bedarf[307] eines generativen Scharniers: Und das ist das habituell vergesellschaftete Subjekt (hvS):

$$\{S \rightarrow S\} -\text{'}\{S \rightarrow hvS \rightarrow S\}.$$

Daher ist mit Blick auf das {S →S}- Theorem zu fragen: Schließt das aber z. B. eine Einarbeitung der persönlichkeitspsycholgischen Dimension (im Sinne des {hvS}- Einbaus aus? Hat nicht die Baltimore-Bindungsforschung[308] grundlagenwissenschaftlich zum Verständnis der Tiefendimension des Sozialen beigetragen? Setzt sich im Sinne von Norbert Elias eine Gesellschaft (G) nicht aus der Figuration ihrer in Wechselwirkung (das tranzendentale *Georg Simmel-Apriori*) stehenden vergesellschafteten i= 1 bis n Individuen ($vI_i$) zusammen:

$$G = G\ (vI_1 \cap vI_{n-1}),$$

und bezeichnet nicht das Kopula ∩ das Spektrum der Formen[309] der sozialen Beziehungen[310] (konfliktäre Konkurrenz versus integrative Kooperation, Freund versus Feind, Insider versus Outsider etc.)?

## Die Bedeutung von Bourdieu und die Ankerfunktion von Chomsky

Die Bedeutung von Pierre Bourdieu (1930-2002)[311] (vgl. S. 23) wird mehrfach betont. Oevermann bestätigte mir diesen engen Bezug in einem Gespräch in Köln, als er auf Einladung in Kooperation mit meinen Lehrstuhl

307 Anders argumentierend als Vgl. ferner Karafillidis A (2010) Soziale Formen. Fortführung eines soziologischen Programms. transcript, Bielefeld.

308 Hopf Chr (2005) Frühe Bindungen und Sozialisation. Juventa in Beltz, Weinheim-Basel.

309 Neben Georg Simmel sind klassisch anzuführen: Wiese L v (1966) System der Allgemeinen Soziologie als Lehre von den sozialen Prozessen und den sozialen Gebilden der Menschen (Beziehungslehre). Duncker & Humblot, Berlin; Vierkandt A (1928) Gesellschaftslehre. Enke, Stuttgart; Lit T (1926) Individuum und Gemeinschaft. Grundlegung der Kulturphilosophie. Teubner, Leipzig-Berlin: Teubner.

310 Aron R (1969) Die deutsche Soziologie der Gegenwart. Systematische Einführung in das soziologische Denken, 3. Aufl. Kröner, Stuttgart: 2 ff.

311 Fröhlich G (2012) Zur Aktualität von Pierre Bourdieu. Einleitung in sein Werk. VS. Wiesbaden.

einen Gastvortrag hielt. Es ist signifikant, worauf ich gleich nochmals zurückkommen werde, dass er im Rahmen seines Vortrages exemplarisch einen religionsgeschichtlichen Text sequenzanalytisch erschloss. Es ist aber nicht zufällig, dass sich Oevermann mit religionsgeschichtlichem Material beschäftigte. Mit Blick auf die lange Vorgeschichte moderner Hermeneutik, also noch vor Friedrich Schleiermacher (1768-1934)[312] und Wilhelm Dilthey (1833-1911)[313] zurückgehend, liegen die Wurzeln natürlich in der Bibelexegese. Bis heute ist die Bibelforschung[314] ein Feld des Fortschritts in der Modernisierung der Hermeneutik.[315] Die modernen kulturwissenschaftlich orientierten und auch tiefenpsychologisch aufgeklärten Formen der Hermeneutik des Alten[316] und Neuen Testaments[317] legen die Texte, philologisch abgesichert, im Kontext der Wirtschafts- und Sozialgeschichte, der Ethnologie, der Archäologie, der Linguistik etc. – ohne Panbabylonismus – aus.

Oevermann verlor wohl später die Nähe zu Bourdieu, dessen erklärende Methode struktureller Kausalität ihm etwas „hilflos" (S. 26) vorkam, weil Bourdieu ihm zu sehr intellektualistisch[318] abstrahierte (S. 27). Hier fehlt

312 Schleiermacher F (1999) Hermeneutik und Kritik 7. Auflage. Suhrkamp, Frankfurt am Main; Kantzenbach F W (1999) Schleiermacher. 8. Aufl. Rowohlt, Reinbek bei Hamburg; Arndt A & Dirken J (Hrsg) (2016) Friedrich Schleiermachers Hermeneutik. Interpretationen und Perspektiven. De Gruyter, Berlin.

313 Fellmann F (1991) Symbolischer Pragmatismus: Hermeneutik nach Dilthey. Rowohlt, Reinbek bei Hamburg. Zu Dilthey vgl. auch Jung M (2014) Wilhelm Dilthey zur Einführung. 2., vollst. überarb. Aufl. Junius, Hamburg.

314 Finnern S (2010) Narratologie und biblische Exegese. Mohr Siebeck, Tübingen.

315 Vgl. Auch Krispenz J (2016) Literarkritik und Stilstatistik im Alten Testament. (2001). De Gruyter, Berlin.

316 Crüsemann F u. a. (Hrsg) (2009) Sozialgeschichtliches Wörterbuch zur Bibel. 2. Aufl. Gütersloher Verlagshaus, Gütersloh; Stegemann W & DeMaris R E (Hrsg) (2015) Alte Texte in neuen Kontexten. Wo steht die sozialwissenschaftliche Bibelexegese? Kohlhammer, Stuttgart.

317 Stegemann W (2015) Streitbare Exegesen. Sozialgeschichtliche, kulturanthropologische und ideologiekritische Lektüren neutestamentlicher Texte. Kohlhammer, Stuttgart.

318 Oevermann U (2003) Der Intellektuelle - Soziologische Bestimmung eines Strukturtyps. (Einleitung) In Franzmann A u. a. (Hrsg) Die Macht des Geistes. Soziologische Fallanalysen zum Strukturtyp des Intellektuellen. Humanitas online, Frankfurt am Main: Humanities online: 13–75. Vgl. auch dazu Judt T (2011) Das vergessene 20. Jahrhundert: Die Rückkehr des politischen Intellektuellen. Fischer, Frankfurt am Main.

mir doch die positivere Einschätzung der »Habitushermeneutik«[319] von Bourdieu, die er als marxistischer Theoretiker der sozialen Relationen doch selbst als Synthese[320] von Hermeneutik[321] und Strukturalismus bezeichnete.[322] Und dass die französische Szene[323] offener für Oevermann war als die deutsche Kritische Theorie[324] lag vielleicht daran, dass die in der Durkheim-Tradition stehende französische Soziologie immer eine Nähe zur Ethnologie hatte (wie u. a. bei Marcel Mauss [1872-1950][325] so auch bei Pierre Bourdieu, der im Prinzip eine Ethnologie[326] der französischen Klassengesellschaft erarbeitete).[327]

Oevermann betont, er hätte eventuell lieber den Begriff der strukturalen Hermeneutik zur Selbstdefinition genommen (S. 38), was er mir auch in Köln im Rahmen des genannten Gastvortrages erzählte, weil der Objektivitätsbegriff seiner Hermeneutik oftmals missverständlich rezipiert worden ist (S. 37). Er deutete damit die innere Beziehung zum Strukturalismus an; Claude Lévi-Strauss (1908-2009)[328] wird von ihm auch einmal angeführt (S. 3).

---

319 Schulz-Nieswandt F (2020) Der Mensch als Keimträger. Hygieneangst und Hospitalisierung des normalen Wohnens im Pflegeheim. transcript, Bielefeld: Anhang 8: Habitushermeneutik in der qualitativen Sozialforschung.

320 Vgl. auch instruktiv: Kauppert H-J (2010) Erfahrung und Erzählung. 2., korr. Aufl. VS, Wiesbaden.

321 Schulz-Nieswandt F (2017) Menschenwürde als heilige Ordnung. Eine dichte Re-Konstruktion der sozialen Exklusion im Lichte der Sakralität der personalen Würde. transcript, Bielefeld: Anhang 3: Das Problem der Hermeneutik.

322 Vgl. in Bourdieu P & Wacquant L J D (2006) Reflexive Anthropologie. 4. Aufl. Suhrkamp, Frankfurt am Main.

323 Poirier S (2019) An den Ufern der Seine. Die magischen Jahre von Paris 1940-1950. Klett-Cotta, Stuttgart. Vgl. auch Jurt J (2012) Frankreichs engagierte Intellektuelle. Wallstein, Göttingen. Vgl. ferner Schiwy G (1978) Kulturrevolution und „Neue Philosophen". Rowohlt, Reinbek bei Hamburg.

324 Demirovic A (1999) Der nonkonformistische Intellektuelle. Zur Entwicklung der Kritischen Theorie zur Frankfurter Schule. Suhrkamp, Frankfurt am Main.

325 Moebius St (2015) Marcel Mauss. UVK, Konstanz.

326 Hirschauer St & Amann K (Hrsg) (1997) Die Befremdung der eigenen Kultur. Zur ethnographischen Herausforderung soziologischer Theorie. Suhrkamp, Frankfurt am Main.

327 Bourdieu P (1979) Entwurf einer Theorie der Praxis. 5. Aufl. Suhrkamp, Frankfurt am Main; Bourdieu P (2009) In Algerien. Zeugnisse der Entwurzelung. UVK, Konstanz; Bourdieu P (2000) Die zwei Gesichter der Arbeit. UVK, Konstanz.

328 Kauppert M (2008) Claude Lévi-Strauss. UVK, Konstanz; Ruijter A de (1991) Claude Lévi-Strauss. Campus, Frankfurt am Main-New York.

Die Theorie der generativen Grammatik bei Noam Chomsky (*1928)[329] war seine „Erlösung“ (S. 28; vgl. auch S. 81). Gerade diese Passagen helfen, seine Hermeneutik zu entfalten. Dort, wo er über die Entdeckung der Unterscheidungen von Symptomtext, Spurentext und Fallstrukturhypothese erzählt (S. 19 f.), dort, wo er seine Verankerung in der Sprachtheorie (S. 21) betont, sofern man in der „Rekonstruktion der regelgenerierten objektiven Bedeutungsstrukturen“ (S. 22) sequenzanalytisch (S. 21, S. 25) in der „in situ-Forschung“ (u. a. S. 18) den Schritt von den „Verlaufsschemata“ zu den „Regeln“[330] (S. 21) gelingend vollzieht. Immer im Feld[331] eng am „Sprachmaterial“ (S. 27) stehend, mit Blick für die Kreativität (S. 16) der Menschen in der Problembewältigung in Krisensituationen[332] im „realen Prozess“[333] (S. 16): Das ist seine Methodologie. Die Betonung der Kreativität (auch der Kinder[334] im Sozialisationsprozess[335]) erinnert mich etwas an das »Magma«

329 Grewendorf G (2006) Noam Chomsky. Beck, München. Vgl. auch Chomsky N (2016) Was für Lebewesen sind wir? 2. Aufl. Suhrkamp, Berlin.

330 Oevermann U (2003) Regelgeleitetes Handeln, Normativität und Lebenspraxis. Zur Konsitutionstheorie der Sozialwissenschaften In Link J u. a. (Hrsg) Das Normale im Diskursnetz soziologischer Grundbegriffe. Synchron, Heidelberg: Synchron: 183–217.

331 Dazu auch Schütze Fritz (1994) Ethnographie und sozialwissenschaftliche Methoden der Feldforschung. Eine mögliche methodische Orientierung in der Ausbildung und Praxis der Sozialen Arbeit? In Schumann M & Groddek N (Hrsg) Modernisierung Sozialer Arbeit durch Methodenentwicklung und -reflexion. Lambertus, Freiburg i. Br.: 189-296.

332 Pilz D (2007) Krisengeschöpfe. Zur Theorie und Methodologie der Objektiven Hermeneutik. DUV, Wiesbaden.

333 Schütze F (2015) Strukturelle Prozesse. In Rätz R & Völter B (Hrsg) Wörterbuch Rekonstruktive soziale Arbeit. Verlag Barbara Budrich, Opladen: 211-213.

334 Dornes M (1993) Der kompetente Säugling. 14. Aufl. Fischer, Frankfurt am Main; Dornes M (1997) Die frühe Kindheit. 10. Aufl. Fischer, Frankfurt am Main; Dornes M (2000) Die emotionale Welt des Kindes. 6. Aufl. Fischer, Frankfurt am Main. Vgl. auch Hobson P (2014) Die Wiege des Denkens. Soziale und emotionale Ursprünge symbolischen Denkens. Psychosozial-Verlag, Gießen.

335 Ferner Oevermann, U u. a. (1976) Beobachtungen zur Struktur der sozialisatorischen Interaktion. Theoretische und methodologische Fragen der Sozialisationsforschung. In Auwärter M u. a. (Hrsg) Seminar: Kommunikation, Interaktion, Identität. Suhrkamp, Frankfurt am Main: 371–403. Vgl. auch Overmann in Hurrelmann K (Hrsg) (1976) Sozialisation und Lebenslauf. Empirie und Methodik sozialwissenschaftlicher Persönlichkeitsforschung. Rowohlt, Reinbek bei Hamburg; später dann: Oevermann U (2012) Programmatische Überlegungen zu einer Theorie und zur Strategie der Sozialisationsforschung. In Bauer U u. a. (Hrsg) Handbuch Bildungs- und Erziehungssoziologie. VS Verlag, Wiesbaden:

bei Cornelius Castoriadis (1922-1997)[336]. Bei aller Betonung der Sozialmilieu-Gebundenheit der Deutungsmuster[337] und der Handlungsmuster (als „Habitusformationen“: S. 33) der Menschen betont Oevermann neben der Rolle der sozialen Herkunft (vgl. S. 25: dort mit Bezug auf die soziolinguistische Theorie schichtenspezifischer Codes bei Basil Bernstein [1924-2000][338]: vgl. auch S. 80) eben diese schöpferische Fähigkeit als ein Schauspielen, das nicht allen nur im Vollzug des Textes des Drehbuches dient[339], des Menschen.[340] Ich bezweifle aber, dass die Habitushermeneutik ergänzt werden muss durch Agency-Ansätze[341]. Der Habitus ist kein deterministischer Käfig. Aber Voluntarismus ist keine Alternative.

Bei diesem Problem könnte man sich auf die neostrukturalistische[342] Position von Chvatik[343] beziehen[344], der Texte nicht auf seine endogene Co-

---

177–197. Vgl. ferner Veith H (2020) Theorien der Sozialisation. Campus, Frankfurt am Main-New York; Hurrelmann K u. a. (Hrsg) (2015) Handbuch Sozialisationsforschung. 8., vollst. überarb. Aufl. Beltz, Weinheim-Basel.

336 Castoriadis C (1990) Gesellschaft als imaginäre Institution. Entwurf einer politischen Philosophie. Suhrkamp, Frankfurt am Main. Vgl. auch Wolf H (Hrsg) (2012) Das Imaginäre im Sozialen. Zur Sozialtheorie von Cornelius Castoriadis. Wallstein, Göttingen.

337 Oevermann U (2001): Zur Analyse der Struktur von sozialen Deutungsmustern (1973). Sozialer Sinn (Heft 1): 3–33 und Oevermann U (2001) Die Struktur sozialer Deutungsmuster. Versuch einer Aktualisierung. Sozialer Sinn (Heft 1): 35-81.

338 Vgl. u. a. Bernstein B (1977) Beiträge zu einer Theorie des pädagogischen Prozesses. Suhrkamp, Frankfurt am Main.

339 Habig H (2010) Schauspielen. Gestalten des Selbst zwischen Sollen und Sein. Winter, Heidelberg.

340 Dazu auch Wagner H J (2004) Krise und Sozialisation. Strukturuale Sozialisationstheorie II. Humantitas Online, Frankfurt am Main. Vgl. vor allem auch Oevermann U (2004) Sozialisation als Prozess der Krisenbewältigung. In Geulen D & Veith H (Hrsg) Sozialisationstheorie interdisziplinär - Aktuelle Perspektiven. Lucius & Lucius, Stuttgart: 155-181. Wagner H-J (1984) Wissenschaft und Lebenspraxis. Das Projekt der ‚objektiven Hermeneutik‘. Campus, Frankfurt am Main-New York.

341 Löwenstein H & Emirbayer M (Hrsg) (2017) Netzwerke, Kultur und Agency. Problemlösungen in relationaler Methodologie und Sozialtheorie. Juventa in Beltz, Weinheim-Basel.

342 Zu den klassischen Strömungen des Strukturalismus vgl. Dosse F (1999) Geschichte des Strukturalismus. 2 Bde. Fischer, Frankfurt am Main. Vgl. auch Schiwy G (1969) Der französische Strukturalismus. Rowohlt, Reinbek bei Hamburg.

343 Chvatik K (1987) Mensch und Struktur. 2. Aufl. Suhrkamp, Frankfurt am Main.

344 Instruktiv auch: Keckeis P & Michler W (2020) Gattungstheorie. Suhrkamp, Berlin.

dierung der Struktur reduziert sehen will, sondern den Menschen immer in seiner schöpferischen Tätigkeit[345] versteht. Also ist, nochmals weiter denkend, nicht nur die Produktionsästhetik im Austausch[346] mit der Rezeptionsästhetik[347] zu setzen[348], sondern die Produktionsästhetik selbst ist selbsttranszendent, hat also ein Potenzial transgressiver Auslegung in der rezeptiven Hermeneutik. Zieht man post-strukturale Theorien der Inter-Textualität[349] (*IT*) heran, so muss ja auf der Produktionsseite nicht nur die Textualität des Textes weiterhin bedacht werden, sondern auch die Rezeptionsseite hat eine eigene Textualität der Art und Weise des hermeneutischen Lesens des Textes. Ich könnte es mit Zima[350] auch so ausdrücken: Man wird sich ernsthaft auf den Text einlassen müssen und dabei semiotisch[351] gut gerüstet sein. Dies gilt eben auch für die Erzähltexte der Menschen in der *re*-konstruktiven Sozialforschung: Das Besondere der individuellen Erzählungen darf nicht »objektivistisch« mit Blick auf die Generativität sozialer Strukturen verkürzt werden. Dennoch muss der Individualtext im Zuge einer »archäologischen«[352] Analyse angemessen vermittelt[353] werden zu den sozialen Strukturen, die »genealogisch«[354] in die Texte eingeschrieben sind. In einem radikalen Sinne ist eine Phänomenologie der Konstitutionsbedingungen sozialer Wirklichkeit auf die transzendentalen Strukturen eben dieser sozialen Wirklichkeit verwiesen.[355] Es gibt keine so-

---

345 Vgl. auch Bergson H (2014) Schöpferische Evolution. Meiner, Hamburg,

346 Dazu auch Michel B (2006) Bild und Habitus. VS, Wiesbaden.

347 Aus bekannten Gründen fällt es schwer, das Werk von Hans Robert Jauß („Ästhetische Erfahrung und literarische Hermeneutik". 4. Aufl. Suhrkamp, Frankfurt am Main) zu zitieren.

348 Vgl. dazu auch Busse D (2014) Sprachverstehen und Textinterpretation. Springer VS, Wiesbaden.

349 Ternés A (2016) Intertextualität. Springer VS, Wiesbaden.

350 Zima P V (1978) Kritik der Literatursoziologie. 2. Aufl. Suhrkamp, Frankfurt am Main.

351 Korup S (2009) Semiotik. Fink, München (UTB).

352 FoucaultM (1973) Archäologie des Wissens. Suhrkamp, Frankfurt am Main; Foucault M (1971) Die Ordnung der Dinge. Eine Archäologie der Humanwissenschaften. Suhrkamp, Frankfurt am Main.

353 Lorenzer A (1985) Die Wahrheit der psychoanalytischen Erkenntnis. 3. Aufl. Suhrkamp, Frankfurt am Main. Vgl. auch König H-D u. a. (2020) Alfred Lorenzer zur Einführung. Barbara Budrich, Opladen (UTB).

354 Saar M (2007) Genealogie als Kritik. Geschichte und Theorie des Subjekts nach Nietzsche und Foucault. Campus Verlag, Frankfurt am Main-New York.

355 Rombach H (1994) Phänomenologie des sozialen Lebens. Alber, Freiburg i. Br.-München.

zialen Phänomene[356] ohne Soziogenese. Damit spreche ich die Notwendigkeit der *Re*-Konstruktion sozialer Mechanismen generativer Art an[357], dabei aber keineswegs die neueren Theorien des mechanistischen[358] Denkens in der rationalen[359] Soziologie meinend. Denn diese Theorien modellieren Prozesse, die nicht zu verwechseln sind mit dem, was ich in Anlehnung an Pierre Bourdieu als „verborgene Mechanismen"[360] meine, und was z. B. als Kulturtheorie der Vermittlung von Biographie und Geschichte[361] verstanden werden könnte.

Für die Idee einer strukturalen Hermeneutik ist das Wechselspiel einer Produktionsseite (*P*) und einer Rezeptionsseite (*R*) ein Kommunikationsprogramm, dass selbst in einem impliziten Markt-Code kritisch dechiffriert werden muss: Demnach würde hier Angebot auf Nachfrage treffen. Die Brücke wäre das »Thema«[362]. In Wirklichkeit trifft aber die vergesellschaftete[363] Textur des Textes auf einen ebenso vergesellschafteten Resonanzraum: Wirksam wird als Prozessgeschehen also eine Faltung (*F*) von

---

356 Bunge M (2010) Soziale Mechanismen und mechanismische Erklärungen. *Berliner Journal für Soziol*ogie 20: 371–381 (2010). Auch explikative Ansätze – vgl. etwa Balog A (2007) Soziale Phänomene. Identität, Aufbau und Erklärung. VS, Wiesbaden – können also Mechanismen zum Thema haben: Schmid M (2006) Die Logik mechanismischer Erklärungen. VS, Wiesbaden. Weder Gesellschaft noch der Mensch können jedoch als Maschine verstanden werden. Vgl. z. B. Remmele B (2003) Die Entstehung des Maschinenparadigmas, VS, Wiesbaden. Vgl. auch Hamberger E & Pietschmann H (2015) Quntenphysik und Kommunikationswissenschaft. Alber, Freiburg i. Br.-München.

357 Vgl. z. B. Bauer U. Bittlingmayer U H & Richter ;M (Hrsg) (2008) Health Inequality. Determinanten und Mechanismen gesundheitlicher Ungleichheit. VS, Wiesbaden.

358 Vgl. dazu auch Dijksterhuis E J (2002) Die Mechanisierung des Denkens. (Reprint von 1956). Springer, Berlin.

359 Auch entgegen Auras F (2015) „Alter Wein in neuen Schläuchen?" Eine kritische Analyse des Konzepts Sozialer Mechanismen vor dem Hintergrund Hartmut Essers Modell Soziologischer Erklärungen (MSE). Tectum, Marburg.

360 Bourdieu P (2015) Die verborgenen Mechanismen der Macht. VSA, Hamburg.

361 Fietze B (2009) Historische Generationen. Über einen sozialen Mechanismus kulturellen Wandels und kollektiver Kreativität. transcript, Bielefeld.

362 Dazu instruktiv: Scarinzi A (2015) Das Thema als Brücke zum Leser. Themenforschung zwischen klassischer Kognitionswissenschaft und Postkognitivismus. Springer VS, Wiesbaden.

363 Geulen D (1977) Das vergesellschaftete Subjekt. Zur Grundlegung der Sozialisationstheorie. Suhrkamp, Frankfurt am Main.

Inter-Textualität (P) und Inter-Textualität (R), wobei ∩ die Copula-Funktion bezeichnet:

$$F = F(IT[P] \cap IT[R]).$$

Es treffen also zwei endogene Text-Texturen aufeinander. Die Endogenität bezieht sich auf die jeweilige Codierung der Vergesellschaftung der Texte. Die codierte Performativität von *P* interagiert also mit der »epistemischen« Brille von *R*.

Eigentlich ist diese Problem früher – und sehr witzig bei Umberto Eco[364] – schon als »Krise der ethnographischen Repräsentation«[365] bezeichnet worden.[366]

Für Oevermann[367] gilt aber insgesamt: Soziologie muss „die Erzeugung des Neuen“[368] (S. 16) erklären können.[369] Daher geht es Oevermann um die „Strategien“ der Menschen, die auf solchen Codes[370] „unbewusst“ (25) basieren. Auf das Unbewusste[371] ist gleich nochmals zurückzukommen. Hier jedoch ist nun nochmals der Augenblick, wo ich kritisch nachfragen darf, was überhaupt im Rahmen einer »Anti«-Haltung unter Psychologie zu verstehen ist. Ich schätze z. B. einen wesentlichen Teil der sozialpsychologischen Coping-Forschung, u. a. in Beziehung zu den Themen der Psy-

---

364 Eco U (2001) Platon im Striptease-Lokal. Parodien und Travestien. 8. Aufl. dtv, München: 58 ff.

365 Fuchs M & Berg E (Hrsg) (1993) Kultur, soziale Praxis, Text. Die Krise der ethnographischen Repräsentation. Suhrkamp, Frankfurt am Main.

366 Dazu auch in Oevermann U (2001) Das Verstehen des Fremden als Scheideweg hermeneutischer Methoden in den Erfahrungswissenschaften. Zeitschrift für qualitative Bildungs-, Beratungs- und Sozialforschung 2 (1): 67-92.

367 Oevermann U (1991) Genetischer Strukturalismus und das sozialwissenschaftliche Problem der Erklärung des Neuen. In Müller-Doohm St (Hrsg) Jenseits der Utopie. Theoriekritik der Gegenwart. Suhrkamp, Frankfurt am Main: 267-336.

368 Dazu auch Reichertz J(2013) Die Abduktion in der qualitativen Sozialforschung. Über die Entdeckung des Neuen. 2. Aufl. Springer VS, Wiesbaden.

369 Vgl. dazu auch Kalthoff H u. a. (Hrsg) (2008) Theoretische Empirie. Zur Relevanz qualitativer Sozialforschung. 3. Aufl. Suhrkamp, Frankfurt am Main.

370 Oevermann U u. a. (1973): Bemerkungen zur Diskussion der sogenannten „Kode-Theorie". Linguistische Berichte 23: 59–69

371 Vgl. auch Holzey-Kunz A (2015) Das Unbewusste. Schwabe, Basel.

chologie sog. kritischer Lebensereignisse[372] durchaus als fruchtbar ein für die qualitative Sozialforschung.[373]

## Sequenzanalyse

Um die konkreten Techniken[374] – die ich selber nicht immer optimal angewendet habe[375] – soll es hier nicht gehen. Oevermann kann (S. 39 ff.) am Beispiel von Jesus als charismatischer Wanderprediger einer intra-jüdischen Strömung im Kontext der Krise der römischen Antike – der Althistoriker E. R. Dodds (1893-1979) sprach bekanntlich von einem „Zeitalter der Angst"[376] – eine, wie ich es nennen möchte, kultursemiotisch[377] verankerte Hermeneutik der Erzählungen des Neuen Testaments in gelungener Weise vorlegen, die mich vor dem Hintergrund von Rudolf Bultmann's (1884-1976)[378] Ent-Mythologisierungsprogramm der Exegese[379] an neuere Forschungen erinnert, die als kulturanthropologisch[380] fundierte Historische Psychologie der Jesus-Zeit zu klassifizieren wären. Bescheiden betont Oevermann, er sei ja kein Theologe. Aber seine Erfahrungen in For-

---

372 Filipp S H & Aymanns P (2010) Kritische Lebensereignisse und Lebenskrisen. Vom Umgang mit den Schattenseiten des Lebens. Kohlhammer, Stuttgart.

373 Daher dazu auch: Oevermann, U (2009) Biographie, Krisenbewältigung und Bewährung. In Bartmann S u. a. (Hrsg) „Natürlich stört das Leben ständig". Perspektiven auf Entwicklung und Erziehung. VS Verlag: Wiesbaden: 35–55.

374 Wernet A (2009) Einführung in die Interpretationstechnik der Objektiven Hermeneutik. 3. Aufl. VS, Wiesbaden.

375 Vgl. in Schulz-Nieswandt F (2020) Der Sektor der stationären Langzeitpflege im sozialen Wandel. Eine querdenkende sozialökonomische und ethnomethodologische Expertise. Springer, Wiesbaden: 59 ff.

376 Dodds E R (1992) Heiden und Christen in einem Zeitalter der Angst. Suhrkamp, Frankfurt am Main.

377 Lotmann J M (2010) Die Innenwelt des Denkens. 2. Aufl. Suhrkamp, Frankfurt am Main. Neben Lotmann ist auch Bachtin anzuführen: Sasse S (2018) Michail Bachtin zur Einführung. 2., überarb. Aufl. Junius, Hamburg.

378 Hammann K (2009) Rudolf Bultmann. Eine Biographie. Mohr Siebeck, Tübingen.

379 Vgl. dazu meine Bemerkungen in Schulz-Nieswandt F (2010) Medizinkultur im Wandel? Duncker & Humblot, Berlin: 232 f.

380 Malina B J (1993) Die Welt des Neuen Testaments: Kulturanthropologische Einsichten. Kohlhammer, Stuttgart. Bischoff Chr, Oehme-Jüngling K & Leimgruber W (Hrsg) (2014) Methoden der Kulturanthropologie. Haupt (UTB), Bern/CH. Vgl. auch allgemeiner: Letenyei L (2020) Kulturanthropologie. Theoriegeschichte. Schenk Verlag, Passau sowie Petermann W (2004) Die Geschichte der Ethnologie. Hammer, Wuppertal.

schung und Lehre sprechen für ihn. Nicht eingegangen werden kann hier, was sich eigentlich zwingend aufdrängt, auf die neuere wissenschaftstheoretische Debatte um den Status der Geschichtswissenschaft als methodisch kontrollierte[381], aber dennoch eher narrative Wissenschaft bzw. als eher analytische Disziplin. Ohne auch hier auf konstruktivistische Theorien verschiedener Art eingehen zu wollen, so wird doch auch nun bedeutsam, wie Oevermann über die Unabdingbarkeit einer *re*-konstruktiven Logik aller Wissenschaften nachdenkt: Es gibt Wissenschaft – auch die Geschichte[382] – nur als »*re*-konstruktive Konstruktion[383] von Wirklichkeit«.

Hier wird seine Krisenkontextualisierung der Subjektbewältigungsstrategien deutlich (S. 39), wenn er der Wissenssoziologie vorsichtig vorwirft, nie hinreichend zwischen Wissen und Erfahrung zu unterscheiden. Wissen bezieht sich auf Routinen; Krisen sind Kontexte der Erfahrung, in der es zu Neuem kommen kann. Man benötige einen „dramaturgischen Blick" auf die Quellen (S. 34).

In der methodologischen Betonung der Nähe am Sprachmaterial kommt Oevermann sodann dazu, wichtige Kernbegriffe seiner Sequenzanalyse zu definieren (S. 36 ff.): Totalitätsprinzip, Protokollbegriff[384] und der Status der erfahrungswissenschaftlichen Dokumente sowie die Offenheit für die Tiefe des Unbewussten jenseits der „Vulgärpsychoanalytiker" (S. 38).

---

381 Hier spiegelt sich auch die Forschungshaltungsproblematik der Ethnologie, die einerseits engagierter involvierter Teil des Beobachtungsfeldes ist, andererseits »analytisch distanzierte eidetische Beschreibung und hermeneutischer Interpretation« des Feldes ist. Dazu auch Hitzler R & Eisewicht P (2020) Lebensweltanalytische Ethnographie. 2., überarb. Aufl. Suhrkamp, Frankfurt am Main. Ferner Dellwing M & Prus R (2012) Einführung in die interaktionistische Ethnographie. VS, Wiesbaden.

382 Raulff U (Hrsg) (1987) Mentalitäten-Geschichte. Zur historischen Rekonstruktion geistiger Prozesse. Wagenbach, Berlin. Ferner Hutton P H (1981) The History of Mentalities. The New Map of Cultural History. History and Theory 20: 237-259.

383 Hacking I (1999) Was heißt soziale Konstruktion? Zur Konjunktur einer Kampfvokabel in den Wissenschaften. Fischer, Frankfurt am Main.

384 Oevermann U (2004) Objektivität des Protokolls und Subjektivität als Forschungsgegenstand. Zeitschrift für qualitative Bildungs-, Beratungs- und Sozialforschung 5 (2): 311–336.

## Zum Verhältnis zur Tiefenhermeneutik und Mehr-Ebenen-Hermeneutik

Oevermann betrachtet eine „Auseinandersetzung mit der sogenannten Tiefenhermeneutik“ (S. 35) differenziert.[385] Er betont die Differenz, aber auch die Kooperationsfläche mit der Psychoanalyse[386]. Das „szenische Verstehen“[387] begeistert Oevermann[388], doch sei dies eben noch keine Methodologie, ebenso wenig wie Assoziationen eine Methode darstellen. Ihm sei ja mitunter vorgeworfen worden, das alles sei ja Psychoanalyse, was er betreibe (S. 31): „Was es überhaupt nicht war.“ (S. 31) Dennoch gilt doch[389], dass es erlaubt sei, „die Expressionen des Unbewussten empirisch zu identifizieren.“ [390](S. 31) Und: „Dafür habe ich mich immer interessiert.“ (S. 31) Die Kategorie der Expressivität klingt ganz nach der an Ernst Cassirer[391] angelegten Studie zu den symbolischen Formen als Ausdrucksweisen der Menschen bei Bourdieu.[392], an der ich den Anschluss einer qualitati-

385 Vgl. auch König H-D (2019) Die Welt als Bühne mit doppeltem Boden. Tiefenhermeneutische Rekonstruktion kultureller Inszenierungen. Springer VS, Wiesbaden; König J u. a. (Hrsg) (2019) Dichte Interpretation. Tiefenhermeneutik als Methode qualitativer Forschung. Springer VS, Wiesbaden.

386 Vgl. z. B. Oevermann U (2005) Freuds Studie zum Moses des Michelangelo im Kontext biographischer Krisenkonstellationen. Untersuchungen zur Struktur ästhetischer Erfahrung und zur Methodik von Werkanalysen. Sozialer Sinn 6 (2): 181–230; Oevermann U (2007) Implizite objektive Hermeneutik in der Hysterieanalyse als Paradigma für Freuds Übergang von der Neurologie zur Psychoanalyse. Sozialer Sinn 8 (2): 305–332.

387 Vgl. auch Bohn R (2015) Szenische Hermeneutik. transcript, Bielefeld. Ferner Hogrebe W (2019) Szenische Metaphysik. Klostermann, Frankfurt am Main.

388 Oevermann U (1997) Literarische Verdichtung als soziologische Erkenntnisquelle: Szenische Realisierung der Strukturlogik professionalisierten ärztlichen Handelns in Arthur Schnitzlers 'Professor Bernhardi'. In Wicke M (Hrsg) Konfigurationen lebensweltlicher Strukturphänomene: soziologische Varianten phänomenologisch-hermeneutischer Welterschließung. Leske und Budrich, Opladen: 276–335.

389 Oevermann U (2014) Sozialisationsprozesse als Dynamik der Strukturgesetzlichkeit der ödipalen Triade und als Prozesse der Erzeugung des Neuen durch Krisenbewältigung. In Garz D & Zizek B (Hrsg) Wie wir zu dem werden, was wir sind. Springer VS, Wiesbaden: 15–69.

390 Vgl. auch Braun Chr u a (Hrsg) Psychoanalytische Narrationen. Fallgeschichten, Novellen und Stundenprotokolle als Erkenntnisform. Brandes & Apsel, Frankfurt am Main.

391 Kreis G (2009) Cassirer und die Formen des Geistes. Suhrkamp, Frankfurt am Main.

392 Bourdieu P (2000) Zur Soziologie der symbolischen Formen. 12. Aufl. Suhrkamp, Frankfurt am Main. Vgl. auch in Schumacher F (2011) Bourdieus Kunstsoziologie. UVK, Konstanz.

ven hermeneutischen Symbolanalyse[393] verortet sehe. Hier bin ich nahe an Cassirer[394], denn für ihn ist der Mensch ein »animal symbolicum«, also ein symbolbildendes und symbolverwendendes, ja überhaupt nur[395] in einer symbolischen Welt lebendes Wesen. Der Mensch hat immer nur – analog zu relevanten Positionen in der Mythostheorie - über Symbole seine Wirklichkeit.

Diese Idee des *homo symbolicus* – ein Menschenbild, dass eine innere Synthese mit der Idee des *homo ludens*[396] oder mit der Idee des *homo viator*[397] gar nicht ausschließt – nimmt im Kontext eines genetischen Strukturalismus eine Form an, die das Verständnis der Hermeneutik zwingend, also mit innerer Kohärenz, prägt. Das durch seine Vergesellschaftung[398] in Form gebrachte Subjekt ist schöpferisch, es ist ein sich entwerfendes Subjekt, aber in dieser schöpferischen Entwurfsarbeit gebunden durch die prägenden Einschreibungen, immer aber mit dem Potenzial zur Selbsttranszendenz als Plastizität[399] des Selbst.[400] Aber diese anthropologische Verfasstheit ist jenseits eines Voluntarismus zu verstehen, der selbst eine Wahnvorstellung der Hybris der prometheischen Subjektivität des modernen Subjekts ist. Hier wird nochmals angesprochen, was ich die »faktuale Fiktion« nenne. Die ekstatische Transgressivität des Dionysischen[401] gibt es

393 Beetz M & Franzheld Th (2017) Qualitative hermeneutische Symbolanalyse. Springer VS, Wiesbaden.

394 Cassirer E (1923-1929) Philosophie der symbolischen Formen. 3 Bde. 1. Aufl. Bruno Cassirer, Berlin.

395 Dazu auch Beetz M (2014) Kraft der Symbole. UBK, Konstanz.

396 Huizinga J, Das Spielelement in der Kultur, Berlin 2014.

397 Marcel G (1949) Homo Viator. Philosophie der Hoffnung. Bastion-Verlag, Düsseldorf.

398 Zum Begriff auch Lichtblau K (2011) Die Eigenart der kultur- und sozialwissenschaftlichen Begriffsbildung. VS, Wiesbaden.

399 Schwarte J (2015) Die Plastizität des Menschen. 2., aktual. Aufl. Nomos, Baden-Baden.

400 Fischer J (2016) Exzentrische Positionalität. Velbrück, Weilerswist.

401 Schulz-Nieswandt F (2015) „Sozialpolitik geht über den Fluss". Zur verborgenen Psychodynamik in der Wissenschaft von der Sozialpolitik. Nomos, Baden-Baden; Schulz-Nieswandt F (2017) Heterotope Überstiege in der Sozialpolitik im Namen des *homo patiens*. Überlegungen zu einer onto-theologischen Rechtfertigung des Menschen in der Rolle des Mitmenschen. In Jähnichen T u. a. (Hrsg) Rechtfertigung - folgenlos? Jahrbuch Sozialer Protestantismus Bd. 10 (2017). EVA, Leipzig: 187-208; Schulz-Nieswandt F (2019) Gestalt-Fiktionalitäten dionysischer Sozialpolitik. Eine Metaphysik der Unterstützungstechnologien im Kontext von Krankenhausentlassung und der Idee eines präventiven Hausbesuchs als Implementationssetting. Nomos, Baden-Baden.

in der Dialektik von Dynamik und Statik immer nur im Wandel der ewigen Ordnung des Apollinischen. Aber diese Dialektik ist – und hier passt der Symbolbegriff bei Paul Tillich[402] – in meine Ontologie des Noch-Nicht als Philosophie einer Kritischen Theorie der Hoffnung[403] eingestellt.

Gerade dann, wenn man Cassirers Bindung an Kant ernst nimmt[404], wird deutlich, dass die Rezeption von Kant bei Bourdieu[405] und bei Foucault[406] eine dekonstruktive Lesart ist, denn in einer Theorie, die die Hermeneutik[407] einbettet in die Weltsicht des genetischen Strukturalismus, kann es kein geschichtsloses a-soziales transzendentales Subjekt geben, sondern nur den konkreten Menschen in seiner Einbettung und Verkettung als Strukturen der Formung der Person.[408] Daher bindet auch Norbert Elias[409] seine Symboltheorie[410] ein in die Metatheorie des *homo figurationis*. Die Koppelung (»und«) von Einbettung und Verkettung ist wichtig, denn hier geht es im Strukturbegriff der *re*-konstruktiven Hermeneutik des genetischen Strukturalismus nicht um abstrakte Netzwerke[411], sondern um soziale Relationen, die aus der Wirksamkeit kultureller Formationen[412] heraus zu verstehen sind.

Weiter oben sprach Oevermann bereits von der Performanz[413] (S. 29) in der Theorie von Chomsky. Das verweist uns auf ein bis heute strittiges

---

402 Heinemann L Chr (2017) Sinn - Geist - Symbol. Eine systematisch-genetische Rekonstruktion der frühen Symboltheorie Paul Tillichs. De Gruyter, Berlin.

403 Schulz-Nieswandt F (2020) Siegfried Katterle (1933-2019). Sein Werk im Lichte der politischen Theologie von Paul Tillich. Duncker & Humblot, Berlin sowie Schulz-Nieswandt F (2018) Morphologie und Kulturgeschichte der genossenschaftlichen Form. Eine Metaphysik in praktischer Absicht unter besonderer Berücksichtigung der Idee des freiheitlichen Sozialismus. Nomos, Baden-Baden.

404 Ulrich S (2010) Symbolischer Idealismus. Meiner, Hamburg.

405 Bourdieu P (1987) Die feinen Unterschiede. 27. Aufl. Suhrkamp, Frankfurt am Main.

406 Foucault M (2010) Einführung in Kants Anthropologie. Suhrkamp, Frankfurt am Main.

407 Foucault M (2009) Hermeneutik des Subjekts. Suhrkamp, Frankfurt am Main.

408 Vgl. auch Foucault M (2003) Der anthropologische Zirkel. Merve, Berlin.

409 Elias N (2001) Symboltheorie. Suhrkamp, Frankfurt am Main.

410 Zu dem weiten und unübersichtlichen Feld: Rolf E (2006) Symboltheorien. De Gruyter, Berlin.

411 Stegbauer Chr & Häußling R (Hrsg) (2010) Handbuch Netzwerkforschung. VS, Wiesbaden.

412 Noch anders weiterdenkend als bei Fuhse J & Mützel S (Hrsg) (2010) Relationale Soziologie. Zur kulturellen Wende der Netzwerkforschung. VS, Wiesbaden.

413 Dazu auch erweiternd die angekündigte 4., aktual. u. erw. Aufl. von Fischer-Lichte E (2021) Performativität. transcript, Bielefeld (UTB).

Thema in den Strömungen der qualitativen Sozialforschung. Was wird kontrovers diskutiert? Es gibt nur »eine« Welt. Selbst Wahnvorstellungen sind Teil dieser einen Welt. So hat »eine« Welt aber unterschiedliche Ebenen. Innerhalb dieser Innenweltimmanenz gibt es Schichtungen und Segmente. Man müsste, wie in der Zusammenarbeit mit Archäologen[414] (S. 24), das Sprachmaterial dechiffrieren[415] (S. 24). Signifikant scheint mir sein Satz zu sein: „Deswegen gehen mir sozusagen ‚Oberflächen-Empiriker' wahnsinnig auf den Nerv, aber Philosophen genauso." (S. 92)

Daher sind Variationen der Inhaltanalyse sicherlich von Formen subjektiver wie objektiver Hermeneutik zu unterscheiden. Damit kann eine Hermeneutik nicht der Logik der Subsumtion des Materials unter vorgegebenen Klassifikationssystemen (S. 22) sein. Strukturale Hermeneutik weist daher nochmals eine andere Forschungslogik innerhalb des Feldes qualitativer Sozialforschung als die subsumtionslogischen Inhaltsanalysen[416] auf. Und sie ist ganz anders im Fall von Fokusgruppen und Delphi-Methoden der Experteninterviews, die sich im Mixed Methods-Design[417] quantitativer Projekte einfügen lassen, zu verstehen. Allerdings versteige ich mich nicht dogmatisch, im Namen einer radikalen Grounded Theory, die so tut, als könne oder müsse man alles Vorwissen (auch Theorien, Hypothesen, bisheriges Wissen) ein- und damit ausklammern, um nur Neues zu entdecken, die Bedeutung von inhaltsanalytischen Verfahren als nicht qualitativ zu verwerfen. Qualitative Forschung kann natürlich auch Hypothesen-geleitet sein. Eher wird man sich kritisch fragen müssen, warum sich so selten ethnographische Studien als ethnologische[418] Forschung verstehen. Die altgriechische Sprachwurzel »logos« wird verweigert, um nicht theoriegeleitet zu erscheinen. Mit einer solchen katholischen Sündenlehre habe ich nichts am Hut.

---

414 Oevermann U (2006) Archäologische Funde als Ausdrucksgestalten und die Rekonstruktion ihrer objektiven Sinnstrukturen. In Kienlin T L (Hrsg) Die Dinge als Zeichen: Kulturelles Wissen und materielle Kultur. R. Habelt, Bonn: 31–40.

415 Dazu auch Jürgensen E (2016) Die Entschlüsselung der Welt. PapyRossa, Köln.

416 Mayring Ph (2015) Qualitative Inhaltsanalyse. 12., aktual. Aufl. Beltz, Weinheim-Basel.

417 Kuckartz U (2014) Mixed Methods-Springer VS, Wiesbaden; Lüdemann J & Otto A (Hrsg) (2019) Triangulation und Mixed Methods. Springer VS, Wiesbaden; Baur N, Kelle U & Kuckartz U (Hrsg) (2018) Mixed Methods. Springer VS, Wiesbaden.

418 Hahn H P (2013) Ethnologie. Eine Einführung. 2. Aufl. Suhrkamp, Frankfurt am Main.

So kann man hier subjektive Hermeneutiken als Ein-Ebenen-Modelle (Abstellen auf den subjektiven Sinn) und Mehr-Ebenen-Hermeneutiken differenzieren, wobei die Differenz von zeichentheoretisch[419] fassbaren Manifestationsebenen und latenten Sinnschichten[420] (als ein Lesen »zwischen den Zeilen«[421]) ebenso möglich sind wie die Dechiffrierung (immer aber auch unabdingbar im Rahmen einer Lektüresteuerung[422]) des objektiven Sinns, durchaus angelehnt an Erwin Panofsky's (1892-1968)[423] Differenzierung der ikonographischen und der ikonologischen Stufe der *Re*-Konstruktion.[424] Doch damit beginne ich bereits, Oevermann in Relation zu anderen Hermeneutiken zu lokalisieren. Lassen wir das hier.

## Das Verhältnis zu den Historikern

Oevermann erzählt von verschiedenen interdisziplinären Erfahrungen. Deutlich ausgeprägt sind die Erfahrungen in der Forschungs- und Lehrkooperation mit Historikern der neueren, mittelalterlichen und antiken Epochen, auch gerade dann, wenn es zu Schnittflächen mit religionswissenschaftlichen Forschungsfragestellungen kam. Hier erklärt sich eine erfolg-

---

419 Vgl. auch Eco U (1977) Zeichen. Einführung in einen Begriff und seine Geschichte. 17. Aufl. Suhrkamp, Frankfurt am Main. Zu Eco vgl. auch Nerlich M (2010) Umberto Eco. Reinbek bei Hamburg.

420 Somm I & Hajart M (2019) Rekonstruktive Grounded Theory mit Fallanalyse. Juventa in Beltz, Weinheim-Basel.

421 Schürmann V (1999) Zur Struktur hermeneutischen Sprechens. Alber, Freiburg i. Br.-München.

422 Janssen U (2002) Heilige Zeichen. Die Produktion der „eigentlichen Wirklichkeit" in hermeneutischen Theorien. Fink, München.

423 Vgl. dazu jedoch auch Oevermann U (2014) Ein Pressefoto als Ausdrucksgestalt der archaischen Rachelogik eines Hegemons. Bildanalyse mit den Verfahren der objektiven Hermeneutik. In Kauppert M & Leser I (Hrsg) Hillarys Hand. Zur politischen Ikonographie der Gegenwart. transcript, Bielefeld: 31–58.

424 Kopp-Schmidt G (2004) Ikonographie und Ikonologie. Deubner, Köln; Straten R v (2004) Einführung in die Ikonographie. 3., überarb. Aufl. Reimer, Berlin; Büttner F & Gottdang A (2019) Einführung in die Ikonographie. 4., durchgeseh. u. aktual. Aufl. Beck, München; Poeschel S (Hrsg) (2016) Ikonographie. Neue Wege der Forschung. wbg Academic in WBG, Darmstadt. Neben dem Werk von Erwin Panofsky ist auf Amy Warburg (Warburg A [2018] Werke in einem Band. Suhrkamp, Berlin) zu verweisen: Michels K (2008) Aby Warburg. Im Bannkreis der Ideen. 2. Aufl. Beck, München. Vgl. ferner Forster K W (2019) Aby Warburgs Kulturwissenschaft. Ein Blick in die Abgründe der Bilder. Matthes & Seitz, Berlin.

reiche Kooperation aus den ontologischen Überlegungen, die weiter oben von mir als Metatheorie (quasi als eine Art von Poetologie) der Wissenschaft als „*re*-konstruktive Konstruktion von Wirklichkeit" benannt worden ist. Insbesondere Hayden White (1928-2018)[425] hat veranschaulicht, dass sich konkurrierende (Formen[426] von) Geschichten erzählen lassen, Geschichtsforschung demnach eine unvermeidbare poetische Dimension hat.

Qualitative Sozialforschung

Oevermann hebt hervor, dass er an sich den Begriff der qualitativen Sozialforschung für unglücklich hält (S. 42). Der Grund ist oben bereits angeführt: Auch nomologische Sozial- wie Naturwissenschaften der Erklärung der Welt beruhen auf einer Grundlagentheorieebene auf einem hermeneutischen Wissenschaftsverständnis, weil die Wirklichkeit – ich ergänze mit Kant: Weil wir die »Dinge an sich«[427] nie kennen – immer nur *re*-konstruiert zu bekommen ist. Man müsse hier unterscheiden zwischen der „theoretischen Begründung der Objektiven Hermeneutik und dem faktischen Vorgehen als Kunstlehre" (S. 35). M. E. drückt Oevermann hier deutlich aus, dass die *re*-konstruktiv arbeitende qualitative Sozialforschung eine eigenständige »Ontologie des Sozialen«[428] voraussetzt. Im Zentrum steht dabei der Prozessgeschehenscharakter des Sozialen, geprägt von einem Subjektverständnis[429] zwischen dem, was Karl Mannheim (1893-1947)[430] in seiner Wissenssoziologie die Standortgebundenheit jeglichen Denkens[431]

425 White H (2008) Metahistory. Die historische Einbildungskraft im 19. Jahrhundert in Europa. 2. Aufl. Fischer, Frankfurt am Main.

426 White H (1990) Die Bedeutung der Form. Erzählstrukturen in der Geschichtsschreibung. Fischer, Frankfurt am Main.

427 Prauss G (1974) Kant und das Problem der Dinge an sich. Bouvier, Bonn.

428 Schulz-Nieswandt F (2017) Menschenwürde als heilige Ordnung. Eine dichte Re-Konstruktion der sozialen Exklusion im Lichte der Sakralität der personalen Würde. transcript, Bielefeld: Anhang 2: Sozialontologie als nachmetaphysische Metaphysik.

429 Dazu auch Wagner H J (Hrsg) (2001) Objektive Hermeneutik und Bildung des Subjekts. Velbrück, Weilerswist.

430 Barboza A (2015) Karl Mannheim. UVK, Konstanz; Corsten M (2010) Karl Mannheims Kultursoziologie, Campus, Frankfurt am Main-New York.

431 Mannheim K (1980) Strukturen des Denkens. Suhrkamp, Frankfurt am Main: 155–322.

(auf die die *re*-konstruktive Sozialforschung von Ralf Bohnsack[432] [*1948] aufbaut[433]) nannte einerseits, und andererseits der oben bereits betonten Kreativität des Menschen. Dieser Punkt mag uns auf hier nicht thematisierte Zusammenhänge mit Bausteinen aus der philosophischen Anthropologie erinnern, die die transgressive Kraft des Menschen – als „Arbeit am Mythos" (im Sinne von Hans Blumenberg[434]) als dionysisch[435] zu benennen – bezeichnet. Dazu sei der Mensch infolge seiner selbsttranszendierenden Plastizität und der von Helmuth Plessner (1892-1985) so genannten »exzentrischen Positionalität«[436] dem Grunde nach fähig. Etwas sei die Soziologie jedenfalls nicht[437]: „Benennung von sozialen Randbedingungen" (S. 26) für die Psychologie. Diese Kritik – ohne hier mich breit zu entfalten mit Blick auf die Landschaften der Soziologien[438] – ist relevant, um die Sackgassen[439] der verschiedenen Strukturationssoziologien bei Anthony Giddens (*1938), James S. Coleman (1926-1995) oder Hartmut Esser

---

432 Bohnsack R (2014) Rekonstruktive Sozialforschung. 9., überarb. u. erw. Aufl. Barbara Budruch, Opladen (UTB).

433 Bohnsack R (2007) Dokumentarische Methode und praxeologische Wissenssoziologie In Schützeichel R (Hrsg) Handbuch Wissenssoziologie und Wissensforschung. UVK, Konstanz: 180–190.

434 Blumenberg H (2006) Arbeit am Mythos. Suhrkamp, Frankfurt am Main.

435 Seaford R (2006) Dionysos. Routledge, London-New York; Bohrer K H (2015) Das Erscheinen des Dionysos. Antike Mythologie und moderne Metapher. Suhrkamp, Berlin; Schlesier R (Hrsg) (2011) A different God? Dionysos and Ancient Polythism. De Gruyter, Berlin.

436 Fischer J (2016) Exzentrische Positionalität. Velbrück, Weilerswist.

437 Schulz-Nieswandt F (2020) Der Mensch als Keimträger. Hygieneangst und Hospitalisierung des normalen Wohnens im Pflegeheim. transcript, Bielefeld: Anhang 3: Transaktionalismus, Strukturation und Präferenzformation. Vgl. auch Schulz-Nieswandt F (2020) Digitalisierung der Selbsthilfe. Sozialrechtliche Fragen und ethische Dimensionen ihrer öffentlich-rechtlichen Förderung. Nomos, Baden-Baden: 74.

438 Kneer G & Moebius St (Hrsg) (2010) Soziologische Kontroversen. Beiträge zu einer anderen Geschichte der Wissenschaft vom Sozialen. Suhrkamp, Frankfurt am Main; Lepenies W (Hrsg) (1981) Geschichte der Soziologie. Studien zur kognitiven, sozialen und historischen Identität einer Disziplin. 4 Bde., Suhrkamp, Frankfurt am Main; Joas H & Knöbl W (2004) Sozialtheorie. 6. Aufl. Suhrkamp, Frankfurt am Main.

439 Als Folge von Modellierungsengführung (denn dem »normativen Individualismus« ist der »methodologische Individualismus« nur heilig, weil der liberalen Ideologie folgend Gesellschaft als „ärgerliche Tatsache" [Ralf Dahrendorf] definiert und die Rolle primär als Restriktion von Freiheit des Individuums konzipiert wird, was ontologisch unsinnig ist: Es gibt Freiheit nur im Modus der Vergesellschaftung. Vgl. auch in Schulz-Nieswandt F (2020) Gemeinwirtschaft und Gemeinwohl. Nomos, Baden-Baden. Die Kategorie der »Rolle« ist daher anthro-

(*1943) zu erkennen. Dies gilt vor allem auch für »constrained rational choice«-Soziologien. Sie haben kein Verständnis für die generativen Mechanismen des sozialen Prozessgeschehens, in die die Subjekte in ihren Figurationen[440] eingelassen – verstrickt – sind.

## Die Eckpunkte seines Psychogramms

Oevermann diskutiert sehr differenziert seine Betroffenheit durch die Herkunft aus der Nazi- und Kriegszeit im Spiegel seiner Erfahrungen der 1968er Zeit (S. 47 ff.). Seine Differenzierung zwischen Schuld und Scham in der kollektiven Aufarbeitung ist wichtig (S. 48).

Was ich jetzt mache, ist eigentlich höchst problematisch, weil ich nicht genug Material habe. Da Oevermann aber seinem Interviewabdruck so zugestimmt habe, gehe ich davon aus, er meine, da sei das Wesentliche enthalten. Was keineswegs zutreffen muss. Eine Risiko bleibt, wende ich doch Oevermanns Methode auf ihn selbst an. Vor dem Hintergrund seines Aufwachsens in der Nazi-Kriegs-Zeit sind die Eckpunkte seiner Selbstformation als Wachstumsprozess seiner biographisch fassbaren Persönlichkeit: Verluste, Schule/Lehrer, Vogelwelt und Landschaften, Bildungsweg (daher vielleicht auch der Fokus von Oevermann auf Bildungs- und Professionenforschung[441]), Entfaltung eines wissenschaftlichen Forschungsweltbildes. Oevermann's Autoritätskritik koppelt sich mitunter an einem Aufscheinen von Antiintellektualismus.

---

pologisch eine konstitutive Kategorie für das Strukturverständnis der menschlichen Existenzführung als Daseinsproblematik. Hier folge ich u. a. Simmel G (1999) Soziologie. 3. Aufl. Suhrkamp, Frankfurt am Main.

440 Schulz-Nieswandt F (2020) Digitalisierung der Selbsthilfe. Sozialrechtliche Fragen und ethische Dimensionen ihrer öffentlich-rechtlichen Förderung. Nomos, Baden-Baden: 68 f.

441 Oevermannn U (1996) Theoretische Skizze einer revidierten Theorie professionellen Handelns. In Combe A & Heinrich Helsper H (Hrsg) Pädagogische Professionalität. Untersuchungen zum Typus pädagogischen Handelns. 2. Aufl. Suhrkamp, Frankfurt am Main: 70–182. Oevermann U (2010) Strukturprobleme supervisorischer Praxis. Eine objektiv hermeneutische Sequenzanalyse zur Überprüfung der Professionalisierungstheorie. Humanities Online, Frankfurt am Main. Dazu demnächst: Schnell Chr & Pfadenhauer M (Hrsg) (2021) Handbuch Professionensoziologie. Springer VS, Wiesbaden; ferner: Dick M u. a. (Hrsg) (2016) Handbuch Professionenentwicklung. Klinkhardt, Bad Heilbrunn (UTB).

a) Ich komme zunächst zu einem ersten thematischen Komplex, den ich umkreisend bezeichnen möchte mit »Melancholie und soziale Selbstplatzierung«. Seine Psychodynamik seiner Landschaftserlebnisgeschehens[442] ist nicht nur ornithologisch (56) geprägt: Er nennt intensiv Ostpreußen und die Masuren als Imagination (52), die Lüneburger Heide (60): „also die Natur war meine Heimat." (S. 94) Melancholiepsychologisch[443] gesehen: Da passt es auch, dass er Rilke's „Duineser Elegien"[444] auswendig konnte (S. 66). Oevermann berichtet, dass es eine Sozialstatus-Verunsicherung aufweist: Zur Mittelschicht gehöre er nicht (S. 52), zur bildungsbürgerlichen Oberschicht hat er eher eine Disposition des Ekels, ja des Hasses (S. 53). Von Tilmann Allert's (*1947)[445] Familie erzählt er (S. 53). Identifikation findet er eher mit den Ausgegrenzten »da unten«, so mit Flüchtlingen (S. 53).

b) Ich komme zu einem zweiten thematischen Komplex: Die Hinweise zu den Schulerfahrungen[446] und sein Leiden am Frankfurter Institut für Sozialforschung. Schule fand er schrecklich (S. 56). Seine Ausführungen sind hier knapp, aber überaus dicht und substanzreich. Das gilt auch für die Lehrergestalten, die er erzählt (S. 62). Das ist wohl ein Schlüsselthema bei Oevermann. Seine persönlichen Erfahrungen prägen sodann seine wis-

---

442 Schulz-Nieswandt F (2020) Zur Göttlichkeit griechischer Landschaften. Königshausen & Neumann, Würzburg. Vgl. ferner Schulz-Nieswandt F (2018) Metaphysik der Sozialpolitik. Richard Seewald und der *Renouveau catholique*: Spurensuche auf dem Weg zum religiösen Sozialismus. Königshausen & Neumann, Würzburg sowie Schulz-Nieswandt F (2017) Erhart Kästner (1904–1974). Griechenlandsehnsucht und Zivilisationskritik der „konservativen Revolution". transcript, Bielefeld. Ferner: Schulz-Nieswandt F (2020) Heinrich Federer (1866–1928). Soziogramm und Psychoanalyse eines leidvollen Lebens. Königshausen & Neumann, Würzburg.

443 Tellenbach, H. (2011): Melancholie. Problemgeschichte, Endogenität, Typologie, Pathogenese, Klinik. 4. Aufl. (1984). Springer, Berlin.

444 Guardini R (1953) Rainer Maria Rilkes Deutung des Daseins. Eine Interpretation der Duinser Elegien. Kösel, München.

445 Vgl. mit Allert zusammen Oevermann U u. a. (1979) Die Methodologie einer 'objektiven Hermeneutik' und ihre allgemeine forschungslogische Bedeutung in den Sozialwissenschaften. In Soeffner H G (Hrsg) Interpretative Verfahren in den Sozial- und Textwissenschaften. Metzler, Stuttgart: 352–434.

446 Vgl. auch in Schulz-Nieswandt F (2020) Heinrich Federer (1866–1928). Soziogramm und Psychoanalyse eines leidvollen Lebens. Königshausen & Neumann, Würzburg.

senschaftliche Einstellung zum Programm der Kritischen Theorie[447] überhaupt. Diese Erfahrung ist zunächst vor dem Hintergrund der vielen Begegnungen zu sehen, die Oevermann möglich waren in der Nachkriegsgeschichte der bundesdeutschen Soziologie. Das ist eine Erzählung der großen Namen. Aus heutiger Sicht kommt da fast schon Neid auf, wenn man sieht, welch Personen er alles begegnen konnte. Die konkreten Erlebnisgeschichten sind dann allerdings nicht immer so erfreulich. Im Fall von Friedrich Tenbruck (1919-1994) und der Rollentheorie wird ein theoretisches Schlüsselerlebnis berichtet (S. 67 f.): Jenseits von Psychologie und Philosophie „außerhalb der Erfahrungswissenschaften" (S. 68) – obwohl er sich an einer Stelle doch in die Höhen der Metaphysik begibt (S. 77 f.) – wurde ihm klar, dass der Rollenbegriff[448] eine „konstitutionstheoretische Funktion" für eine „Strukturtheorie" hat (S. 68).

Da von der Seitenabfolge passend, sei eingeschoben: Schön seine Erinnerung an Erich Kästner[449] (S. 68).

Komme ich im Frankfurter Institut für Sozialforschung (S. 71 ff.). Das hört sich eher traumatisch an: Daher die Ablehnung an die Auffassung der normativen Rolle der Wissenschaft: „Wenn man die Welt ändern will, dann muss man das als Bürger tun und in der Praxis. Aber nicht mit dem Vehikel Wissenschaft." (S. 71) Hier sei er ganz Weberianer[450] (S. 82 f.), und kein „verkappte(r) Theologe (S. 83), kein „Weltverbesserer" (S. 89). Er hält die 11. Feuerbachthese von Marx für völlig falsch rezipiert (S. 90), den Dezisionismus-Vorwurf ebenso (S. 90) und konstatiert: „mit den Philosophen habe ich immer riesige Probleme" (S. 91). Seine Naturrechtsbemerkungen (S. 91) bleiben mir etwas unklar. Aber »Rätselhaftigkeiten«[451] gehören zum Thema.

447 Zu meiner Einschätzung Kritischer Theorie: Schulz-Nieswandt F (2019) Die Formung zum Homo Digitalis. Ein tiefenpsychologischer Essay zur Metaphysik der Digitalisierung. Königshausen & Neumann, Würzburg.

448 Gerhardt U (1971) Rollenanalyse als kritische Soziologie. Ein konzeptioneller Rahmen zur empirischen und methodologischen Begründung einer Theorie der Vergesellschaftung. Luchterhand, Neuwied.

449 Hanuschek S (2016) Erich Kästner. Rowohlt, Reinbek bei Hamburg

450 Zu Max Weber vgl. auch Wagner G & Zipprian H (Hrsg) (1994) Max Webers Wissenschaftslehre. Interpretation und Kritik. Suhrkamp, Frankfurt am Main. Ferner Müller H-P (2020) Max Weber. Eine Spurensuche. Suhrkamp, Berlin.

451 Schütze F (2001) Rätselhafte Stellen im narrativen Interview." Handlung - Kultur - Interpretation 10 (1):12-28.

Das hat m. E. viel mit kränkenden Ausgrenzungen seitens der großen Köpfe der Frankfurter Schule[452] zu tun. Oevermann macht das in seiner Erzählung überaus plastisch. Sein Bild zu Jürgen Habermas (*1929)[453] ist jedoch dennoch höchst differenziert zwischen Wertschätzung (als Mensch) und (in der Theorie) Ablehnung (dazu S. 71 ff.).[454] Prägnant als Fazit: „Das Institut für Sozialforschung war für mich ein Horror-Institut, das war so etwas von autoritär." (S. 74) Habermas (wie auch M. Rainer Lepsius [1928-2014][455]: S. 86)[456] seien aber letztendlich von positiver Bedeutung für ihn, ebenso Bourdieu: S. 86). Oevermann fand sich in Frankfurt am Main platziert als brauchbarer Positivist; er hat sich dennoch etabliert und verspürt nun am Ende seiner Laufbahn, aus meiner Sicht der aktuellen Universitätswissenschaftskultur leicht nachvollziehbar: „So jemand wie mich beruft man nicht. Schon lange nicht mehr" (S. 75). Jetzt aber nicht mehr wegen des Verdachts der Zugehörigkeit im Umkreis Kritischer Theorie, sondern weil Wissenschaft heute nochmals nach einer ganzen anderen DNA (Richard Münch [*1945] spricht von einem »akademischen Kapitalismus«[457]) funktioniert. Doch die Ausdeutung muss ich mir hier aussparen.

## *2. Fritz Schütze*

Die Struktur des Teils von Schütze ist ganz anders als im Fall von Oevermann. Um eine dichte analytische Nacherzählung der Erzählung von Schütze zu entfalten, kann ein Fazit zu Oevermann helfen, um aus dem Kontrast heraus – sozusagen komparativ mit Blick auf die Differenz – auch Ähnlichkeiten oder Gemeinsames zu verstehen.

---

452 Wiggershaus R (1986) Die Frankfurter Schule. 2. Aufl. Hanser, München; ders. (2010) Die Frankfurter Schule. Rowohlt, Reinbek bei Hamburg.

453 Oevermann J (2009) Der akademische Lehrer - eine Erinnerung. Blätter für deutsche und internationale Politik 54 (6): 45-47.

454 Oevermann U (2000) Das Verhältnis von Theorie und Praxis im theoretischen Denken von Jürgen Habermas . Einheit oder kategoriale Differenz? In Müller-Doohm St (Hrsg) Das Interesse der Vernunft. Rückblicke auf das Werk von Jürgen Habermas seit ‚Erkenntnis und Interesse'. Suhrkamp, Frankfurt am Main: 411-464.

455 Lepsius R M (2009) Interessen, Ideen und Institutionen. 2. Aufl. VS, Wiesbaden.

456 Oevermann U (2015) Prof. Dr. Dr. h.c. Mario Rainer Lepsius. Soziologie 44 ( 1): 7–21.

457 Münch R (2011) Akademischer Kapitalismus, Über die politische Ökonomie der Hochschulreform. Suhrkamp, Frankfurt am Main.

## Ein Fazit zum Teil von Oevermann als Kontrast

Auch Oevermann hat seine akademische Biographie lebensgeschichtlich eingebettet. Dies geschah aber eher zurückhaltend. Die Kränkungen und die Stigmatisierungen vor allem im Alltag der Frankfurter Schule ließen Spuren zurück, die Oevermann sodann auch wissenschaftstheoretisch Abstand nehmen ließen von der Idee der Kritischen Theorie. Das habe ich weiter oben problematisiert. Seine differenzierte Haltung zu Habermas[458] und seine Selbstrevision als Autosupervision in Bezug auf Adorno[459] zeugen von einer großen reflexiven Achtsamkeit[460]; seine Einschätzung von Max Horkheimer (1895-1973) deckt sich mit der Sekundärliteratur.[461]

Dennoch ist Oevermann's Ablehnung der Idee der Normativität Kritischer Theorie nicht unproblematisch: Seine wissenschaftslogischen Ablehnungen verarbeiten wohl eher die geschilderten eigenen emotionalen Betroffenheiten durch menschliches Fehlverhalten ihm selbst gegenüber. Etwas hart formuliert: Seine Ornithologie spiegelt psychodynamisch seine – legitimen – Harmoniebedürfnisse. Hier fügen sich auch seine Landschaftserlebnisse ein. Diese sind psychoanalytisch überaus verständlich.[462] Aber seine Auffassung zur Werturteilsfreiheit der Wissenschaften sind nach heutigem Stand des Diskurses verkürzt und reduziert[463]: Gesellschaft ist kein Gegenstand eines von ihm in verborgender romantischer Haltung präferierten biologischen Blicks auf die Natur in Fauna und Flora[464]: Weil „ich eigentlich Biologe werden wollte." (S. 44) Oder: „habituell bin ich eher Naturforscher." (S. 92) Auch hier sei ohne Bösartigkeit doch nachgefragt,

---

458 Wiggershaus R (2004) Jürgen Habermas. Rowohlt, Reinbek bei Hamburg.

459 Klein R u. a. (Hrsg) (2019) Adorno Handbuch. 2., aktual. u. erw. Aufl. Metzler in Springer, Berlin.

460 Oevermann U (2004) Adorno als empirischer Sozialforscher im Blickwinkel der heutigen Methodenlage. In Gruschka A & Oevermann U (Hrsg) Die Lebendigkeit der kritischen Gesellschaftstheorie, DWetzlar: Büchse der Pandora, Wetzlar: 189–234, Oevermann U (1986) Zur Sache. Die Bedeutung von Adornos methodologischem Selbstverständnis für die Begründung einer materialen soziologischen Strukturanalyse. In Friedeburg L v & Habermas J (Hrsg) Adorno-Konferenz 1983. Suhrkamp, Frankfurt am Main: 234–289.

461 Wiggershaus R (2013) Max Horkheimer. Fischer, Frankfurt am Main.

462 Schulz-Nieswandt F (2020) Zur Göttlichkeit griechischer Landschaften. Königshausen & Neumann, Würzburg.

463 Vgl. U. a. Egan-Krieger T (2014) Die Illusion wertfreier Ökonomie. Campus, Frankfurt am Main-New York.

464 Dazu auch Mevissen N (2019) Normativität und Wertneutralität. Grundlegung zu einer Wissenschaftssoziologie der Soziologie. transcript, Bielefeld.

ob sich an dieser Stelle nicht tatsächlich eine Art von verstecktem Empirismus einschleicht. Kann man sich nahe (wie Robert E. Park [1864-1944][465] forderte: am Menschen) und am sprachlichen Alltagsmaterial dem Daseinsthema[466] des Leidens[467] als Verpassen der Chance auf ein gutes Leben (das natürlich als praktische Versuche der Alltagsmenschen zunächst einmal nur nachgezeichnet werden muss[468]) widmen ohne Fundierung durch Philosophie und ohne philosophische Reflexion der Befunde? Es geht genau dann um eine Variation des naturalistischen Fehlschlusses, der nicht darin besteht, das man explizit vom empirischen Befund als »Es gibt-Sätze« auf ein Sollen im Sinne von »Es soll-Sätzen« schließt, sondern um die implizite Naturalisierung von Erfahrungsbefunde, wenn geschwiegen wird: Bekanntlich kommuniziert man auch dann, wenn man nicht kommuniziert:

*Person 1: Es ist so.*
*Person 2; Ja, schlimm.*
*Person 1: Genau, schlimm.*
*Der Chor[469]: Ja, schlimm, aber so ist es.*

Der Begriff (oder gar: der Vorwurf) der Normativität der Wissenschaft ist ohnehin schwierig: Es klingt nach beliebiger Meinungsbildung, die zu einer wertenden Messung führt. Es geht aber um begründete Normativität.

---

465 Christmann G (2007) Robert E. Park. UVK, Konstanz.

466 Ehret S. (2010). Die Daseinsthemen – der Stoff, aus dem Persönlichkeit ist. HuW 3: 2-6

467 Schulz-Nieswandt F (2013) Der leidende Mensch in der Gemeinde als Hilfe- und Rechtsgenossenschaft. Duncker & Humblot, Berlin.

468 Hinrichsen J & Scheer M (Hrsg) (2019) Forme(l)n des guten Lebens. Ethnografische Erkundungen alltäglicher Aushandlungen von Glück und Moral. Tübinger Vereinigung für Volkskunde, Tübingen.

469 Bodenburg J u.. (Hrsg) (2016) Chor-Figuren. Nomos, Baden-Baden.

Die (Habermas'sche) Idee, empirische Befunde seien wahrheitsfähig, Normativität aber nur im Diskurs geltungsfähig[470], ist eine formale Verfahrensregel deliberativer Demokratie, die in Fragen der heiligen Ordnung der Würde und ihrer Konkretisierung als solidarische Gewährleistung der Chancengerechtigkeit auf personale Freiheit nicht zutrifft. Es gibt, womit wir wieder bei Durkheim[471] angelangt sind, nicht-kontraktuelle Voraussetzungen des Kontrakts, und zwar substantieller Art.

Mit Empirismus ist hier nicht jene Logik der Forschung gemeint, die annimmt, man könne unmittelbar die Welt verstehen. Das ist ja gerade nicht der Fall in der Forschungsperspektive der *re*-konstruktiven Sozialforschung. Gemeint ist – und das wurde im »Positivismus«[472]-Streit ausgetragen – das klebende Verbleiben am empirischen Befund, ohne die »Bedeutung der Befunde« im Spiegel normativ-rechtlicher Bezugssysteme in gesellschaftspolitischer Absicht zu thematisieren. Kann man „Lebensformen" erforschen, ohne sie problematisierend zu kritisieren? Ja, natürlich. Das ist dann die Arbeit des Naturforschers. Wie sollte man die Natur kritisieren? Soll man »Schwarzen Löchern«[473] den Vorwurf der ungehemmten Begierde des Haben-Wollens vorwerfen? Zunehmend wird zwar erkannt, wie sehr die Naturwissenschaft auf metaphysischen Annahmen beruht.[474] Aber sie kann – was die Notwendigkeit einer eigenen Forschungsethik nicht betrifft – ihrem Gegenstand nicht ethisch evaluieren, sondern nur unsere eigene Art und Weise des Umgangs mit der Natur problematisieren. Soll man den Corona-Virus[475] einer moralischen Kritik unterziehen? Man muss ihn – umgekehrt – nicht unbedingt in die Ethik des Schutzes der Schöp-

470 Habermas J (1992) Faktizität und Geltung. Beiträge zur Diskurstheorie des Rechts und des demokratischen Rechtsstaates. Suhrkamp, Frankfurt am Main.

471 Durkheim E (1977) Über die Teilung der sozialen Arbeit. Suhrkamp, Frankfurt am Main.

472 Dahms H-J (1994) Positivismusstreit. 4. Aufl. Suhrkamp, Frankfurt am Main.

473 Burkert A & Kippenhahn R (1996) Die Milchstraße. Beck, München.

474 Vgl. Esfeld M (2013) Philosophie der Physik. 4. Aufl. Suhrkamp, Berlin.

475 Schulz-Nieswandt F (2020) Gefahren und Abwege der Sozialpolitik im Zeichen von Corona. Zur affirmativen Rezeption von Corona in Kultur, Geist und Seele der „Altenpolitik". hrsg. vom KDA, Berlin: www.kda.de; erweitert demnächst als Schulz-Nieswandt F (2021) Der alte Mensch als Verschlusssache. transcript, Bielefeld; Schulz-Nieswandt F (2020) Pflegereform reicht nicht: Radikale Strukturreform der medizinischen Versorgung ist ebenso notwendig! Gegen strukturkonservative Kapazitätspolitik der Corona-Krise. KDA (Hrsg, Schulz-Nieswandt F u. a.) ProAlter 52 (2): 7-8; Schulz-Nieswandt F (2020) Corona und die Verdichtung der Kasernierung alter Menschen. In Volkmer M & Werner K (Hrsg)

fung von Albert Schweitzer einbeziehen. Aber die außermenschliche Natur kennt nicht das »Böse«. Rahel Jaeggi[476] hat daher zu Recht wieder die Perspektive der klassischen Kritischen Theorie eingebracht, man müsse Lebensformen auch kritisieren.

Die heutige Wissenschaft möchte gerne nur klare und einfache Ideen entfalten. Bachelard[477] meint, dass es solche einfachen Ideen nicht gibt, sondern nur komplexe Ideen. Nicht jene Theorie ist die beste Art und Weise, die die gegebene Wirklichkeit auf die möglichst einfachste Weise zu erklären versucht. Wissenschaft muss die tatsächliche Komplexität der sozialen Wirklichkeit darlegen. Dies wäre eine Theorie also, die *surrational* ist und das relationale Gefüge der materialen Welt anerkennt und verarbeitet.

### *Exkurs: Metaphysik der Physik*

Auch in der neueren Debatte zur Philosophie der Naturwissenschaften (insbesondere der Physik[478]) wird deutlich, dass es nicht unbedingt darum gehen kann, die Wirklichkeit durch möglichst einfache Erklärungsmodelle (wie z. B. in der ökonomischen und soziologischen Nutzentheorie, die zudem oftmals noch modellplatonistischer Art[479] ist) zu *re*-konstruieren, sondern durch komplexe Theorien, denn die Vorstellungen von Kausalität im Kosmos[480] sind offensichtlich doch anders zu verstehen als etwa die der statistischen Datenauswertung in der empirischen Sozialforschung. Die Quantentheorie[481] wirft Fragen der Beziehung von Objekt und Messung

---

Die Corona-Gesellschaft. Analysen zur Lage und Perspektiven für die Zukunft. transcript, Bielefeld: 119-124; ferner: Schulz-Nieswandt F (2020) Der Mensch als Keimträger. Hygieneangst und Hospitalisierung des normalen Wohnens im Pflegeheim. transcript, Bielefeld.

476 Jaeggi R (2013) Kritik von Lebensformen. 2. Aufl. Suhrkamp, Frankfurt am Main.

477 Bachelard G (1980) Die Philosophie des Nein. Versuch einer Philosophie des neuen wissenschaftlichen Geistes. 3. Aufl. Suhrkamp, Frankfurt am Main; Bachelard G (1987) Die Bildung des wissenschaftlichen Geistes. Beitrag zu einer Psychoanalyse der objektiven Erkenntnis, 3. Aufl. Suhrkamp, Frankfurt am Main; Bachelard G (1988) Der neue wissenschaftliche Geist. Suhrkamp, Frankfurt am Main.

478 Sieroka N (2014) Philosophie der Physik. Beck, München.

479 Kapeller J (2011) Modell-Platonismus in der Ökonomie. Zur Aktualität einer klassischen epistemologischen Kritik. Lang, Frankfurt am Main u. a.

480 Klotz L J (2017) Quantenphysik und Esoterik. transcript, Bielefeld.

481 Ingold G-L (2015) Quantentheorie. Grundlagen der modernen Physik. 5., aktual. Aufl. Beck, München. Dau auch Hoffmann D (2008) Max Planck. Die Entstehung der modernen Physik. Beck, München.

auf[482]; die Relativitätstheorie verwirft erodierend einfache Kausalitätsvorstellungen. Das betrifft die Ursache-Wirkungs-Metaphysik nomologischer Sozialwissenschaften und die Ontologie von Objekt (und das Prozessgeschehen, aus dem das Objekt besteht[483]) in Relation zum Subjekt.[484] Die Abhängigkeit des Objekts von der Stellung des Subjekts verweist wie in der Relativitätstheorie auf eine plurale Uneindeutigkeit von Wirklichkeit.[485] Damit ist hier keineswegs ein radikaler Relativismus[486] als Absage an die Idee einer objektiven Realität gemeint.[487] Max Planck, der ein Anhänger der liberalen Theologie war, hat selbst darauf hingewiesen, die moderne Physik kann nicht zum Gottesbeweis instrumentalisiert werden, nur weil das neue Weltbild derzeit unser bisheriges Verständnis extrem strapaziert. Es geht also weder um Esoterik noch um die wissenschaftstheoretische Verstiegenheit, wonach die moderne Physik doch zeige, es gebe viele mögliche Wirklichkeiten, womit Wissenschaft ebenso der Beliebigkeit in der theoretischen Erschließung der Welt freigegeben werde.

Die für die vorliegende Problematik der Darlegung der Logik qualitativer Sozialforschung im Modus einer strukturalen Hermeneutik ist es wichtig zu betonen und sodann zu erkennen, dass es um eine Theorie der *Re*-Konstruktion sozialer Wirklichkeit geht, nicht um Sozialkonstruktivismus als Erkenntnis- und Wissenschaftstheorie. Es gibt eine objektive Wirklichkeit, doch kennen wir sie nicht. Denn sonst bräuchten wir keine Wissenschaft. Sie muss eben *re*-konstruiert werden. Darum bemüht sich auch die quantitative empirische Sozialforschung. Und sie betreibt dies auf ihre Art infolge einer dynamischen Zunahme der Methoden statistischer Datenanalyse[488] sehr erfolgreich. Sie macht dies aber zugleich als Variablen-Soziologie auch in ihrer je eigenen Art, deren Grenzen eben als Variablen-Soziologie zugleich deutlich sind. Und hier beginnt die qualitative Sozialforschung ihre Aufgabe zu entfalten.

---

482 Vgl. auch Vogt W (2014) Von der Physik zur Metaphysik. Eine soziologische Studie zum Deutungsproblem der Quantentheorie. Velbrück, Weilerswist.

483 Dazu auch Fischer St M (2010) Dynamisches Wissen. Die Einschränkung der Möglichkeit. Velbrück, Weilerswist.

484 Dazu auch Vogd W (2020) Quantenphysik und Soziologie im Dialog. Betrachtungen über Zeit, Beobachtung und Verschränkung. Springer, Berlin u. .a.

485 Fasching G (2011) Das Kaleidoskop der Wirklichkeiten. Über die Relativität naturwissenschaftlicher Erkenntnis. Springer, Berlin u. a.

486 Irlenbor B (2016) Relativismus, De Gruyter, Berlin.

487 Boghossian P (2013) Angst vor der Wahrheit. Ein Plädoyer gegen Relativismus und Konstruktivismus. Suhrkamp, Frankfurt am Main.

488 Z. B. Langer W (2009) Mehrebenenanalyse. Eine Einführung für Forschung und Praxis. 2. Aufl. VS, Wiesbaden.

Sie kann als *re*-konstruktive Sozialforschung strukturaler Hermeneutik das dynamische Prozessgeschehen des Alltagsmenschen und seinen Entwicklungsaufgaben und Krisen, seinen lebensgeschichtlichen Einbettungen in die zeitgeschichtlichen Lebensverhältnisse im Lebenslauf mit poetologischen Blick auf die Erzählungen des Lebens zum Gegenstand machen. Das Medium dieser Erzählungen ist die Sprache, die sich ausdrückt in Erzählformen: Das ist das Material[489] der *re*-konstruktiven Sozialforschung, einschließlich aller nonverbalen Formen des Ausdrucksverhaltens.[490]

Auch die Nutzungspraktiken von Sprache als Wesensstruktur der sozialen Welt des Menschen im Tun des Sprechens ist aus der Perspektive von Bourdieus Arbeiten[491] zur Sprache und zum Sprechen (als Sprachgebrauch) zu begreifen. Die theoretische Sprachwissenschaft ist für Bourdieu in der Betonung des sozialen Charakters des Sprachgebrauchs zu abstrakt, die Soziolinguistik zu detailempirisch orientiert. Jede Sprechsituation trägt die Spuren sozialer Einschreibungen mit sich und reproduziert das Soziale, das sich so durch das Soziale erklärt. Hier ist mit Nutzung des topischen Modells von Freud über das Über-Ich als intra-individuelle Ablagerung der gesellschaftlichen normativen Ichideal-Prädikationen[492] das Durkheim'sche Diktum leicht begreifbar zu machen.

Man könnte eventuell auch sagen, Wissenschaft sei *re-konstruktive Konstruktion* sozialer Wirklichkeit. Denn die Theorien sind ja nicht die Wirklichkeit selbst, sondern eine Welt von sprachlichen (begrifflichen wie bildlichen) Zusammenhängen über die Welt. Aber auch diese Formulierung der Logik *re-konstruktiver Konstruktion* von sozialer Wirklichkeit setzt eben eine solche soziale Wirklichkeit voraus.

---

489 Dazu auch Abel G (1995) Interpretationswelten. Gegenwartsphilosophie jenseits von Essentialismus und Relativismus. Suhrkamp, Frankfurt am Main.

490 Dazu auch Zenck M & Jüngling M (Hrsg) (2011) Erzeugen und Nachvollziehen von Sinn. Rationale, performative und mimetische Verstehensbegriffe in den Kulturwissenschaften. Fink, München.

491 Bourdieu P (2017) Sprache. 2. Aufl. Suhrkamp, Berlin; Bourdieu P (2012) Was heißt sprechen? Zur Ökonomie des sprachlichen Austausches. 3. Aufl. new academic press, Wien. Kritisch dazu: Hartmann E (2006) Praxeologie als Sprachkritik. Ein kritischer Beitrag zur Sprachsoziologie Pierre Bourdieus. Lang, Frankfurt am Main.

492 Lorenz K (1970) Elemente der Sprachkritik. Eine Alternative zum Dogmatismus und Skeptizismus in der Analytischen Philosophie. Suhrkamp, Frankfurt am Main.

Der obige kurze Einschub zur Philosophie moderner Physik darf ohnehin nicht so verstanden werden, dass die wissenschaftstheoretischen Diskussion innerhalb der Sozialforschung im Lichte dieser epistemologischen Debatten in der Physik – die eben auch ihre jeweils historische Genese haben[493] – einfach kopiert und somit transferiert werden können und sollen. Aber gerade dann, wenn es um das Paradigma der Einheitswissenschaft[494] geht, stellen sich Fragen der Rückwirkung dieser metaphysischen Selbsterkenntnisse der Naturwissenschaften auf die sozio-kulturellen Wirklichkeitswissenschaften.

Komme ich zurück aus dem Exkurs, wobei ich nicht behaupte, die Kontroversen um eine „Philosophie der Physik“[495] vollauf durchdringen und nachvollziehen zu können, geschweige denn, epistemologische Schlussfolgerungen zu ziehen. Aber es bleibt die nachfragende Haltung des Überrascht-seins. Dieser Einschub darf auch deshalb nicht missverstanden werden, da es mir nicht darum geht zu argumentieren, die Wirtschafts-, Sozial- und Kulturwissenschaften müssen im Lichte einer nichteuklidischen Geometrie[496] die soziale Wirklichkeit *re*-konstruieren. Die eigenen post-strukturalen Analysen folgen immer noch der klassischen Geometrie des (hier: des politisch gestalteten gesellschaftlichen) Raumes der horizontalen und vertikalen Vektoren der drei Dimensionen im Strom der (hier: geschichtlichen) Zeit. Mir geht es darum, anzudeuten, dass regressionsanalytische Kausalität nicht die komplexe Wirklichkeit reduktionistisch abzubilden glauben sollte. Viele Aspekte werden natürlich diskutiert: z. B. Kausalitätsrichtungen oder versteckte Heterogenitäten. Aber in unserem Themenzusammenhang geht es um etwas anderes: Kausalitäten in der Variablen-Soziologie, die ja nur Kausalitäten zwischen Begriffen sind, nicht solche der objektiven Realitäten (die wir ja nicht kennen bzw. »haben«) selbst, erklären uns nicht die Prozesse generativer Art. Das klassische Beispiel ist die komparative Statik in der Ökonomie. Aber weiter: Die Modalität der Kausalität ist nicht sicher. Damit meine ich nicht nur Scheinkorrelationen,

---

493 Kuhn W (2016) Ideengeschichte der Physik. Eine Analyse der Entwicklung der Physik im historischen Kontext. 2. Aufl. Springer, Berlin.

494 McGuiness B F & Schulte J (Hrsg) (1992) Einheitswissenschaft. Suhrkamp, Frankfurt am Main.

495 Esfeld M (2013) Philosophie der Physik. 3. Aufl. Suhrkamp, Berlin.

496 Mit einem solchen Blick spielt Müller in der Kritik der ethnologischen Behandlung fremder Kulturen: Müller K E (1997) Obicere - von dem Balken im Auge der euklidischen Ethnologie. Zeitschrift für Ethnologie 122 (1): 19-31. Vgl. auch Leontiy H & Schulz M (2020) Ethnographie und Diversität. Springer VS, Wiesbaden.

wenn {X → Y} determiniert, aber X von Z und auch Y von Z abhängen: {Z → X; Y.} Geht es wirklich nur um {X → Y} oder auch um zirkulär-kumulative Kausalität, somit also um Dynamik aus komplexen Wechselwirkungen ohne den linearen[497] oder auch kurvilinearen oder gar polynominalen Richtungsdeterminismus unabhängiger und abhängiger Variablen.[498]

Es fragt sich, welches Weltbild die empirische Sozialforschung antreibt, wenn das forschende Subjekt hofft, gar davon träumt, die Welt möglichst in einer einzigen bivariaten Korrelation mit einer 100%-Varianz-Aufklärung als absoluten Minimierung der Summe der quadrierten Abweichungen der empirischen Werte von der Schätzfunktion beschreiben und sodann erklären zu können. Die multivariate Analyse (etwa in Strukturgleichungsmodellen[499]) zahlt bereits ihren Preis dafür, dass ganz so einfach Ockham's Rasiermesser nicht einzulösen ist. Aber selbst in einer komplexen Variablenstruktur rekonstruiert man nicht Prozesse, sondern das Strukturgitter von Zusammenhängen. Zusammenhänge sind jedoch Fragen nach a) der *Schicht der horizontalen Sicht* auf die soziale Landschaft. Wie steht es um b) die *Schicht der zeitlichen Sicht*, also die historische Sicht (kollektive Zeitdimension der sozialen Landschaft)? Ist das mit komparativen Kohortenanalysen vollumfänglich einzufangen? Die Kohorten – jenseits von unechten Zeitreihenanalysen in einem echten longitudinalen Design – werden ja wiederum nur in ihren Merkmalszusammenhängen erfasst. Wie steht es c) mit der Tiefe als *Schicht der vertikalen Sicht* auf die Genese, die nicht umhin kommt, die biographische Vergesellschaftung von Subjekten in ihrer zeitgeschichtlichen Wachstafelerfahrung vor dem kulturellen Codierungshintergrund der Epoche zu rekonstruieren? Hier wird man d) auch eintauchen müssen in die *Re*-Konstruktion der intra-individuellen Strukturschichtung von Geist, Seele und Körper. Und wie steht es e) um die Analyse der Verschachtelung der Sichten a) bis d)?

Man kann die Aufgaben der Schichtungsanalysen b) bis d) auch anderen Disziplinen zuschreiben. Der Geschichtswissenschaft, der Psychologie etc. Und die mit e) benannte Aufgabe kann generell als Totalitätsanalyse als marxistischer Mythos abgetan werden.

---

497 Interessant dazu: Ingold T (2021) Eine kurze Geschichte der Linien. Konstanz University Press in Wallstein, Göttingen.

498 Zur Kritik der Linearität und ihrer Variationen innerhalb eines mechanistischen Weltbildes: Köller Th (2014) Allgemeine Grundlagen der Politischen Theorie I. Das wissenschaftliche Weltbild und die Mechanik des Marktes. Verlag Neue Aufklärung, Düsseldorf. Vgl. auch Pirker R (2004) Märkte als Regulierungsformen sozialen Lebens. Metropolis, Marburg.

499 Arzheimer K (2016) Strukturgleichungsmodelle. Springer VS, Wiesbaden.

Aber meine Sicht führt zu dem Gedanken, dass Erklären und Verstehen sich nicht nur nicht ausschließen (Typus kompetitiver Substitution), aber eventuell sich auch nicht einfach nur additiv ergänzen (Typus additiver Komplementarität). Sondern gemeint ist ein möglicher dritter Modus der »Tiefenbohrung«: Die auf Erklärung abstellende Vermessung der Welt im Modus von Strukturgittern einer Korrelationslandschaft muss selbst nochmals sinnhaft, also in hermeneutischer Weise *re*-konstruktiv verstanden werden (Typus der integrierten Komplexitätssteigerung). In diesem Sinne hat Pierre Bourdieu seinen Forschungsansatz als Synthese von Strukturalismus und Hermeneutik definiert. Und deshalb ist seine Soziologie auch nicht einfach eine relationale Soziologie: Dem marxistischen Denken modern verpflichtet, verschachtelt er Struktur und Subjekt in horizontaler, vertikaler und zeitlicher Schiene und etabliert somit eine Soziologie als euklidische Geometrie der Kultur des Sozialen. Auf einer metatheoretischen Ebene der Epistemologie ist er insofern vom cartesianischen Subjekt-Objekt-Dualismus – trotz seiner ethnographisch erlernten Distanz – entfernt, weil er kritische Wissenschaft selbst als in dieser Verschachtelungstotalität engagiert integriert sieht. Dies bedeutet a), dass man nur sieht, was man (wonach man fragend) sucht und b), dass man das, was man sieht, nur versteht, wenn man deren Bedeutung erkennt, was wiederum c) nur möglich ist, wenn man die Befunde Werte-orientiert skaliert.[500] Ein weiterer Schritt wäre d), dass man ohne Dezisionismus und somit Werte-Relativismus zw. Kulturrelativismus[501] explizit intentional von anthropologischen Überlegungen zum Wesen des Menschen aus in ethischer Relevanz an die Skalierung sozialer Wirklichkeit herantritt[502]: Für Bourdieu dürfte dies die Strukturwertewelt der „Sattelzeit" von 1789, wie sie auch in den Präambeln des Völkerrechts der UN-Grundrechtskonventionen und auch in der Präambel des EUV zu finden sind: die Gewährleistung der Würde der Person: Solidarität, nach unten hin in der Figuration zwischen den Reichen (R) und den Armen (A) definierte Mindeststandards erfüllend:

$$/\partial U_R/\partial Y_R/ \leq \partial U_R/\partial U_A,$$

500 Schulz-Nieswandt F (2018) Zur Metaphysikbedürftigkeit empirischer Alter(n)ssozialforschung. Nomos, Baden-Baden.

501 Dazu demnächst Kopp M (2021) Kulturrelativistische Positionen und ihre Aktualität. Herder - Boas - Herskovits. transcript, Bielefeld. Vgl. u. a. Herskovits M (1948) Man and his Works. The Science of Cultural Anthropology. Knopf, New York.

502 Schulz-Nieswandt F (2020) Siegfried Katterle (1933-2019). Sein Werk im Lichte der politischen Theologie von Paul Tillich. Duncker & Humblot, Berlin.

dies als Voraussetzung der Chancengleichheit Aller auf Freiheit.[503] In diesem Sinne war bekanntlich Carl Schmitt[504] gar kein wirklicher Dezisionist, denn für ihn war in Bezug auf die politische Gestaltung der sozialen Wirklichkeit gar kein Fundamentalstreit möglich, denn die dogmatischen Wahrheiten des autoritären, hierarchischen Katholizismus werden bei ihm vorausgesetzt, so dass der Staat in der Form der Kirche aufzubauen sei. Im Böckenförde-Diktum[505] war zumindest die Auslegungsmöglichkeit angelegt, die Würde der Person als Kern eines kulturellen Ethos der Grundierung zivilisierter Gesellschaft zu verstehen.[506] Dabei ist die Würde als Grundlage jeglicher Skalierung der Kritik sozialer Wirklichkeit nicht als transzendent[507], sondern als weltimmanent, aber dennoch als sakrale Axiomatik zu verstehen.

Was sind die tiefen grammatischen Forschungsfragen vor dem Hintergrund dieser Auseinandersetzung *re*-konstruktiver Sozialforschung qualitativer Art mit der Variablensoziologie quantitativer empirischer Sozialforschung? Wenn Merkmalsausprägungen, die Eigenschaften von Subjekten sind, korrelieren, dann stellt sich die Frage, wie Subjekte diese Eigenschaften erworben haben. Es stellt sich die Frage, wie Menschen mit ihren Eigenschaften umgehen, welche Bedeutung sie für sie haben, welche sozialen Praktiken sie im Bewältigungsgeschehen der Entwicklungsaufgaben[508] im Lebenslauf erzeugen. Der Alltag des Subjekts als Prozess in den Bahnungen der Vergesellschaftung will verstanden werden.

---

503 Schulz-Nieswandt F (2016) Inclusion and Local Community Building in the Context of European Social Policy and International Human Social Right. Nomos, Baden-Baden.

504 Schmitt C (1922) Politische Theologie: Vier Kapitel zur Lehre von der Souveränität. Duncker & Humblot, München-Leipzig.

505 Böckenförde E-W (1991) Die Entstehung des Staates als Vorgang der Säkularisation. In ders. Recht, Staat, Freiheit. Studien zur Rechtsphilosophie, Staatstheorie und Verfassungsgeschichte Suhrkamp, Frankfurt am Main: 92–114. Dazu auch Große Kracht H-J (2014) Fünfzig Jahre Böckenförde-Theorem. Eine bundesrepublikanische Bekenntnisformel im Streit der Interpretationen. In Hermann-Josef Große Kracht H-J & Große Kracht K (Hrsg) Religion - Recht - Republik. Studien zu Wolfgang-Ernst Böckenförde. Schöningh, Paderborn: 155–183.

506 Schulz-Nieswandt F (2017) Menschenwürde als heilige Ordnung. Eine dichte Re-Konstruktion der sozialen Exklusion im Lichte der Sakralität der personalen Würde. transcript, Bielefeld.

507 Deines St (2008) Situierte Kritik. Modelle kritischer Praxis in Hermeneutik, Poststrukturalismus und Neopragmatismus. Dissertation, Goethe Universität.

508 Kick H A (2015) Grenzsituationen, Krisen, kreative Bewältigung. Prozessdynamische Perspektiven nach Karl Jaspers, Winter, Heidelberg.

Strukturgenetische Theorien haben jedoch nochmals eine ganz anders geartete Fragestellung: Was sind die generativen Tiefengrammatiken der sozialen Praktiken, die das Ausdrucksverhalten hervorbringen und zu deren Sinnverstehen rekonstruiert werden müssen? Also bleiben wir in der methodologischen Welt der hermeneutischen *Re*-Konstruktion der sozialen Praktiken. Es geht der qualitativen Sozialforschung in *re*-konstruktiver Logik der Forschung nicht um die Mimesis der Wirklichkeit im Modus der Mathematik im Sinne von statistischen (prohabilistischen) Zusammenhängen (Wissenschaft als Zusammenhangsanalysen), sondern um das Verstehen als *Re*-Konstruktion der Prozesse, die zu Zusammenhängen führen können. Natürlich kann – als Folge einer dynamischen Mixed-Method-Design-Forschungsstrategielogik – das Verstehen der Genese dazu führen, dass die quantitativen Zusammenhangsanalysen angereichert werden durch weitere Variablen, z. B. als Puffervariablen bzw. mediatisierende oder moderierende Variablen. Variablensoziologie kann jedoch die generativen Mechanismen letztendlich nicht erklären. Dazu bedarf es einer *re*-konstruktiven Forschungslogik, so auch[509] in der Historischen Soziologie[510].

Die Wissenschaft von der Kultur der sozialen Wirklichkeit in der Geschichte hat dabei ferner nicht nur die Aufgabe, die Welt zu explizieren, sondern auch die Erfahrung zu komplizieren, weil immer das Neue angedacht und synthetisch zur Entfaltung gebracht werden muss. Es geht ihm um Mutationen. Es geht um schnelle Metamorphosen oder auch um langsame Wandlungen. Der Gemütszustand einer nur auf Explikation des Gegebenen dogmatisch beharrenden Wissenschaft wird von Bachelard einer (eher an Jung als an Freud orientierten) psychoanalytischen Kritik unterzogen. Wissenschaft braucht den Mut zur Poesie, Neues zu imaginieren: Poesie und Wissenschaft zu zwei komplementären Bereichen zu machen und sie wie zwei passende Gegensätze zu verbinden.

In der Tat, meine ich, sind die Schlussfolgerungen der Methodologie von Oevermann's Arbeit am Sprachmaterial nicht radikal genug. Oevermann kann nicht argumentieren: Wissenschaft deckt hermeneutisch Befunde auf: Und es sei sodann die Sache des Wissenschaftlers als bürgerlicher Privatmensch, daraus moralische Schlussfolgerungen zu ziehen – so wie im Fall von Max Weber. Hier war Max Weber (1864-1920) ja eher eine figürliche Signatur des tiefen Problems seiner Epoche. Empirische Befun-

509 Dazu auch Gerhardt U (2014) Wirklichkeit(en). Soziologie und Geschichte. Nomos, Baden-Baden.

510 Schützeichel R (2004) Historische Soziologie. transcript, Bielefeld.

de sprechen zu uns ja immer erst im Lichte unserer Wertmaßstäbe.[511] Dies begründete den Ethischen Sozialismus[512]. Das hat der Marburger Neu-Kantianismus als Haltung der Empörung formuliert. Bei Max Weber führte dies im Lichte der neu-kantianischen Wissenschaftslehre[513] der südwestdeutschen Schule (von Heinrich Rickert[514], einem Schüler von Wilhelm Windelband) zum Theorem der kulturbedeutsamen Wertbezüge als transzendentale Voraussetzung von Erkenntnis. Eigentlich geben unsere normativ-rechtlichen Regime mit dem Kern der »Würde« (UN-Völkerrecht; EU[515]-Grundrechtscharta; GG) bereits in Form eines modernen Naturrechts den Maßstab ab, an dem die soziale Wirklichkeit skaliert[516] werden muss.[517] Es ist die von Hans Joas so bezeichnete „Sakralität der Person"[518] vor dem Hintergrund der »Sattelzeit« von 1789 (Freiheit, Gleichheit, Solidarität), die der empirischen Sozialforschung in ihrer Metaphysikbedürftigkeit[519] eine Orientierung gibt.[520] Ich meine, dass Oevermanns heftige

511 Schulz-Nieswandt F (2020) Siegfried Katterle (1933-2019). Sein Werk im Lichte der politischen Theologie von Paul Tillich. Duncker & Humblot, Berlin.

512 Schulz-Nieswandt F (2018) Morphologie und Kulturgeschichte der genossenschaftlichen Form. Eine Metaphysik in praktischer Absicht unter besonderer Berücksichtigung der Idee des freiheitlichen Sozialismus. Nomos, Baden-Baden.

513 Prewo R (1979) Max Webers Wissenschaftsprogramm. Suhrkamp, Frankfurt am Main; Oakes G (1990) Die Grenzen kulturwissenschaftlicher Begriffsbildung. Suhrkamp, Frankfurt am Main; Rossi P (1987) Vom Historismus zur historischen Sozialwissenschaft Suhrkamp, Frankfurt am Main.

514 Massimilla E (2012) Max Weber zwischen Heinrich Rickert und Johannes von Kries. Böhlau, Köln; Merz-Benz P-U (1990) Max Weber und Heinrich Rickert. Die erkenntnistheoretischen Grundlagen der verstehenden Soziologie. Königshausen & Neumann, Würzburg.

515 Schulz-Nieswandt F (2012) „Europäisierung" der Sozialpolitik und der sozialen Daseinsvorsorge? Eine kultursoziologische Analyse der Genese einer solidarischen Rechtsgenossenschaft. Duncker & Humblot, Berlin.

516 Das ist natürlich nochmals eine andere Ebene des Verständnisses von Vermessung als die Messung innerhalb der empirischen Forschung. Zum Messen in der Soziologie vgl. auch Cicourel A V (1974) Methode und Messung in der Soziologie. Suhrkamp, Frankfurt am Main. Zu Cicourel vgl. Schütze (167 FN 63).

517 Schulz-Nieswandt F (2020) Siegfried Katterle (1933-2019). Sein Werk im Lichte der politischen Theologie von Paul Tillich. Duncker & Humblot, Berlin.

518 Schulz-Nieswandt F (2017) Menschenwürde als heilige Ordnung. Eine dichte Re-Konstruktion der sozialen Exklusion im Lichte der Sakralität der personalen Würde. transcript, Bielefeld.

519 Schulz-Nieswandt F (2018) Zur Metaphysikbedürftigkeit empirischer Alter(n)ssozialforschung. Nomos, Baden-Baden.

520 Möbius M (2020) Die heilige Ordnung der Menschenwürde. Die Sakralität der Person verstehen, begründen, problematisieren. Nomos, Baden-Baden.

Abneigung gegenüber „der" Psychologie[521] tatsächlich nur (wie einst in der Epoche von Durkheim) jene Psychologie[522] meinen kann, die als »atomistisch« bezeichnet worden ist.[523] Und seine ebenso heftige Abneigung gegenüber „der" Philosophie ist noch weniger zu verstehen. Haben nicht Martin Heidegger (1989-1996)[524], Hans-Georg Gadamer (1900-2002)[525] und Otto Friedrich Bollnow (1903-1991)[526] darlegen können[527], dass Hermeneutik immer nur als in der vorgängigen Geschichtlichkeit eingebettet verstanden werden kann, der Mensch seine Existenz immer nur im Rahmen seiner »Geworfenheit« führen kann.[528] Das dürfte aber – so wie umgekehrt die Philosophie mitunter von der Ethnologie fremder Kulturen in ihrem eigenen Weltbild verunsichert wurde[529] – doch soziologisch überaus bedeutsam sein.[530] Der Mensch tut dies schöpferisch und kann den geschichtlichen Horizont übersteigen. Ist das nicht die strukturale Einbettung der Hermeneutik, von der hier die Rede ist? Oder: Ist es überflüssig, Maurice Merleau-Ponty (1908-1961)[531] zu kennen, der uns aufzeigen konnte, das nicht das Subjekt (sinnliche[532]) Wahrnehmung[533] hat, sondern: Die

521 Vgl. dagegen etwa auch Zielke B (2004) Kognition und soziale Praxis. Der soziale Konstruktivismus und die Perspektiven einer postkognitivistischen Psychologie. transcript, Bielefeld.

522 Pongratz L J (1984) Problemgeschichte der Psychologie. 2., durchges. u. überarb. Aufl.. Francke, München.

523 Heinz Maus in seinem Nachwort zu: Gugler J (1961) Die neuere Französische Soziologie. Luchterhand, Neuwied: 168.

524 Heidegger M (2001) Sein und Zeit. 18. Aufl. Niemeyer, Tübingen.

525 Gadamer H-G (1986) Wahrheit und Methode. 5. Aufl. Mohr Siebeck, Tübingen.

526 Bollnow O F (1975) Das Doppelgesicht der Wahrheit. Kohlhammer, Stuttgart u. a.; Bollnow O F (1970) Philosophie der Erkenntnis. Kohlhammer, Stuttgart.

527 Grondin J (2011) Einführung in die philosophische Hermeneutik. wbg Academic in WBG, Wiesbaden.

528 Dazu auch Eldracher M (2018) Heteronome Subjektivität. transcript, Bielefeld.

529 Därmann I (2005) Fremde Monde der Vernunft. Die ethnologische Provokation der Philosophie. Fink, München.

530 Weiß J (Hrsg) (2001) Die Jemeinigkeit des Mitseins. UVK, Konstanz.

531 Bermes Chr (2012) Maurice Merleau-Ponty zur Einführung. 3., aktual. Auflage. Junius, Hamburg.

532 Arantes L M & Rieger E (Hrsg) (2014) Ethnographien der Sinne. transcript, Bielefeld.

533 Gloy K (2011) Wahrnehmungswelten. Alber, Freiburg i. Br.-München.

Wahrnehmung[534] hat den Menschen.[535] Diese Umkehrung des cartesianischen Blicks scheint mir gar nicht unwichtig. Sie verweist vielmehr eindringlich darauf, dass man die Frames (Rahmen[536]) im Werk des mehrfach erwähnten Erving Goffman (1922-1982)[537] z. B. nicht zu eng[538] kognitionspsychologisch[539] weiterentwickeln muss[540], sondern[541] im Sinne poststrukturaler *De*-Zentrierung des Subjekts.[542] Und die Verstrickungen der Menschen, von denen die *re*-konstruktive Sozialforschung handelt: Handelt davon nicht auch die Philosophie der narrativen Identität von Paul Ricoeur[543] (1913-2005)[544]? Natürlich reflektiert Philosophie auf einer anderen Ebene als die Kunstlehre der *re*-konstruktiven Hermeneutik. Aber gehört solche Philosophie nicht zur Grundlagentheorie[545], von der die Rede ist (S. 195)?

Schütze erwähnt mehrfach die daseinsanthropologisch fundierte Psychiatrie von Wolfgang Blankenburg (S. 168; S. 174). Blankenburg

534 Vgl. auch Schmidt F (2012) Implizite Logiken des pädagogischen Blicks. VS, Wiesbaden; Ried Chr (2017) Sozialpädagogik und Menschenbild. Bestimmung und Bestimmbarkeit der Sozialpädagogik als Denk- und Handlungsform. Springer VS, Wiesbaden.

535 Vgl. auch Gurwitsch A (2010) Das Bewußtseinsfeld. (Reprint). De Gruyter, Berlin.

536 Goffman E (1980) Rahmen-Analyse. 10. Aufl. Suhrkamp, Frankfurt am Main.

537 Raab J (2014) Erving Goffman. 2. überarb. Aufl. UVK, Konstanz.

538 Esser Hartmut (1991) Alltagshandeln und Verstehen. Zum Verhältnis von erklärender und verstehender Soziologie am Beispiel von Alfred Schütz und „Rational-Choice“. Mohr Siebeck, Tübingen. Man beachte die Diskrepanz zu Srubar I (1988) Kosmion. Die Genese der praktischen Lebensweltthorie von Alfred Schütz und ihr anthropologischer Hintergrund. Suhrkamp, Frankfurt am Main.

539 Dazu auch Zielk B (2004) Kognition und soziale Praxis. Der soziale Konstruktivismus und die Perspektiven einer postkognitivistischen Psychologie. transcript, Bielefeld.

540 Kashima Y (2001) Culture and Social Cognition, Towards a Social Psychology of Cultural Dynamics. In Matsumuto D (Hrsg) The Handbook of Culture and Psychology. Oxford University Press, New York: 325-360.

541 Vgl. grundlegend in Bateson G (1981) Ökologie des Geistes. Anthropologische, psychologische, biologische und epistemologische Perspektiven. Suhrkamp, Frankfurt am Main.

542 Vgl. auch Willems H (1997) Rahmen und Habitus. Suhrkamp, Frankfurt am Main.

543 Ricoeur P (1988) Zeit und Erzählung. Bd. I: Zeit und historische Erzählung; Zeit und Erzählung. Bd. III: Die erzählte Zeit. Fink, München.

544 Mattern J (1996) Ricoeur zur Einführung. Junius, Hamburg.

545 Dazu auch Schramm M W (2014) Symbolische Formung und die gesellschaftliche Konstruktion von Wirklichkeit. UVK, Konstanz.

(1928-2002)[546] – ähnlich wie Hubertus Tellenbach (1914-1994) und Jürg Zutt (1893-1980) – fußen auf der Vorgängergeneration des »Wengener Kreises«[547] von Ludwig Binswanger (1881-1966), Erwin W. Straus (1891-1975), von Viktor Emil von Gebsattel (1883-1976) und Eugéne Minkowski (1885-1972): Und dieses Denken kommt von der Philosophie bei Heidegger[548] und Husserl[549] her.[550] Also auch hier: Phänomenologische und hermeneutische Psychologie sind nicht ohne (protosoziologische) Philosophie zu haben. Bei Schütze werden derartige protosoziologische Fragen angesprochen (S. 196). Und es ist, um diesen leisen Verdacht nochmals aufzugreifen, nicht ganz ohne semiotische Signifikanz, dass es der Empirismus war, der die Soziologie als reine[551] Soziologie frei (»sauber«) halten wollte von Sozialphilosophie[552].

Doch zurück zu Oevermanns Erzählung: So dominierte in der Selbsterzählung von Oevermann deutlich die akademische Dimension als Drehbuch, daneben, durchaus eingestrickt, die prägenden Erfahrungen in den sozialen Beziehungen der verschiedenen Standorte der Wissenschaft, die er durchlief. Die familienbiographischen Erzählpassagen machen dennoch verständlich, wie sich langsam seine Forscherhaltung entwickelte. Als Kind der Kriegs-Zeit des Nationalsozialismus versteht er den Menschen weniger von den Routinen des Alltags her, sondern aus der Erfahrung der Krisen, die bewältigt werden müssen, heraus. Und hier blieb er, etwas Sta-

546 Micali St & Fuchs Th (Hrsg) (2014) Wolfgang Blankenburg - Psychiatrie und Phänomenologie. Alber, Freiburg i. Br.-München.

547 Passie T (1992) Der "Wengener Kreis": Ludwig Binswanger, Eugene Minkowski, Victor Emil Freiherr von Gebsattel und Erwin Strauss ; Fundierungen einer phänomenologisch-anthropologischen Psychiatrie und Psychologie. Pressler, Hürtgenwald.

548 Vgl. auch Kouba P (2015) The Phenomenon of Mental Disorder. Springer International Publishing, Berlin.

549 In diesem Zusammenhang dazu auch Fischer P (2012) Phänomenologische Soziologie. transcript, Bielefeld sowie Ploder A (2014) Qualitative Forschung als strenge Wissenschaft? Zur Rezeption der Phänomenologie Husserls in der Methodenliteratur. UVK, Konstanz.

550 Waldenfels B (2019) Erfahrung, die zur Sprache drängt. Studien zur Psychoanalyse und Psychotherapie aus phänomenologischer Sicht. Suhrkamp, Berlin.

551 Kritisch dazu auch Corsten M & Kauppert M (Hrsg) (2013) Der Mensch - nach Rücksprache mit der Soziologie. Campus, Frankfurt am Main -New York.

552 Dazu auch Wesser U (2011) Heteronomien des Sozialen. Sozialontologie zwischen Sozialphilosophie und Soziologie. VS, Wiesbaden

tus-unsicher in der »Sozialstrukturzwiebel«[553] seiner Zeit, den »Menschen da« unten zugeneigt.

## Die Selbsterzählung von Schütze

Alles beginnt mit dem Krieg. Der Vater als Fremder, der auch krank blieb (S. 110), kam spät heim, „zwölfeinhalb Jahre seines Lebens verloren" (S. 107). Er blieb dem Sohn ein Fremder (S. 118), blieb auch wohl fremd für seine Ehefrau (S. 121). Es folgen dann früh schon die Jahre der eigenen Erkrankungen (S. 109 ff.). Und auch das „Sprechen über die Nazizeit" (S. 111) blieb ein schwieriges Unterfangen.

Das altsprachlich-humanistische, jedoch liberale Schiller-Gymnasium in Münster war, wie Schütze sagt, dann seine „Rettung der Schullaufbahn" (S. 119). Latein war sein Lieblingsfach (S. 120). In der Familie gab es eher Spaltungen zwischen Vater und Mutter, zwischen Katholizismus und Protestantismus, Naturwissenschaften versus Geisteswissenschaften (S. 121 f.; S. 125 f.). Sollten hier schismogentisch wirksame binäre Codes eine Tiefengrammatik des Familienlebens dargestellt haben? Das könnte für die wissenschaftslogischen Orientierungen von Schütze von konstitutiver Bedeutung gewesen sein. Schütze deutet viele erzählbare Details an (S. 123), »erzählt sie quasi unerzählt« im Modus dieser dichten Andeutung. Der verstiegene Geiz der Vaters als Haltung – charakterpsychologische[554] Studien[555] u. a. in der Forschungstradition von Alfred Adler[556] haben darüber erhellend gehandelt – deutet Schütze als Prägung durch die Entbehrungen der Kriegs- und frühen Nachkriegszeit (S. 123). Ein Zwischenfazit betitelt er durch die Formulierung „Die schwierige, aber auch produktive Beziehung zu meinem Vater" (S. 124). Fremdheit, Distanz, aber auch Versöhnliches klingt hier an.

Der Tod seiner Mutter (S. 121 ff.) ist der nächste Einschlag. Eine schwere depressive Grundgestimmtheit trieb sie in den „Freitod" (S. 123).

553 Bolte K M (1988) Soziale Ungleichheit in der Bundesrepublik Deutschland, 6. Aufl., Leske + Budrich, Opladen. Dazu auch in Grieswelle D (1974) Allgemeine Soziologie. Kohlhammer, Stuttgart u. a.: 67.

554 Dazu auch Oevermann U (1993) Charakter-Zeichen und Zeichen-Charakter. Soziologische Überlegungen zu Susanne Ritters Malerei. In Ritter S (Hrsg) Susanne Ritter. Ausgewählte Werke. Bollmann, Bensheim/Düsseldorf: 65–74.

555 Rattner J (2012) Menschenkenntnis durch Charakterkunde. Nikol, Hamburg.

556 Adler A (1973) Über den nervösen Charakter. Fischer, Frankfurt am Main.

### „Das Fach Soziologie" und Parallelen zu Oevermann

Auch nicht geradlinig kam Schütze zum Studium der Soziologie (S. 129). Er deutet an, dass zuvor seine sehr guten Kenntnisse „der realistischen Romanliteratur des 19. Jahrhunderts und auch der des frühen 20. Jahrhunderts" (S. 129) eine bahnende Bedeutung gehabt haben kann. Das ist ein Thema, das ich gut nachvollziehen kann, hatte ich oben Kunst immer auch als einen Weg der Hermeneutik der jeweils eigenen Epoche und deren sozialen Wirklichkeit begriffen. Ein Roman[557] kann eine Art von soziologischer Deutung der Zeit sein, die reflektiert wird; ebenso kann Sozialforschung als (allerdings methodisch kontrollierte) Erzählung über die Geschichten einer solchen Zeit zu verstehen sein. Mit Bezug auf Büchner und Kafka sowie Dostojewski hatte Schütze einen epistemischen Zugang gefunden, „um die Abgründigkeit und Zerbrechlichkeit von Interaktionsabläufen" (S. 129) – was weiter unten noch zu erläutern sein wird – zu erkennen und zu verstehen. Damit ist sein Weg zu seinem Forschungsparadigma gebahnt, zugleich die Fallgeschichte seiner eigenen Familie meinend.

Die schismogenetischen Strukturen in seinem Elternhaus spielen offensichtlich bei seinem Werden als Soziologe eine Rolle: Seine Skrupel mögen von einer Skepsis getragen worden sein, ob und inwieweit die Soziologie eine zu den Naturwissenschaften gleichwertige Wissenschaft wäre (S. 132). Die Ideenwelt des einheitswissenschaftlich eingestellten Vaters mag hier nachwirken (S. 132). Analog zu Oevermann vertritt auch er die Meinung, selbst die Naturwissenschaften beruhen auf einer hermeneutischen Metagrundlagentheorie (S. 133), die aber nicht die Ebene der handwerklichen Kunstlehre der Methoden[558] betreffen.

Wie Oevermann hat auch Schütze Affinitäten zur Geschichtswissenschaft (auch zur Alten Geschichte: vgl. explizit S. 221 f.) – wohl wegen der Arbeit mit dem Quellenmaterial (S. 134).[559] Doch die Kombination von Geschichtswissenschaft und Soziologie galt damals, wie er erzählt, als völ-

557 Bauer M (2005) Romantheorie und Erzählforschung. 2., akt. u. erw. Aufl. Metzler, Stuttgart-Weimar.

558 Becker-Lenz R u. a. (Hrsg) (2016) Die Methodenschule der Objektiven Hermeneutik. Springer VS, Wiesbaden.

559 Insgesamt dazu auch grundlegend: Straub J (1989) Historisch-psychologische Biographieforschung. Theoretische, methodologische und methodische Argumentationen in systematischer Absicht. Asanger, Heidelberg; Straub J (1999) Handlung, Interpretation, Kritik. Grundzüge einer textwissenschaftlichen Handlungs- und Kulturpsychologie. De Gruyter, Berlin.

lig abwegig, anders als viel später etwa bei Jürgen Kocka oder Hans-Ulrich Wehler (S. 134 f.), der allerdings später Foucault aber überhaupt nicht zu verstehen wusste. Perspektiven der Alltags[560]- und Mentalitätsgeschichte[561] haben die Geschichtswissenschaft verändert.[562] Die Historische Anthropologie[563] führt zur Hinwendung zu den »Lebensformen«[564] der Menschen in den Epochen. Heute ist Biographieforschung[565] in der Kulturgeschichte methodologisch modern aufgestellt.

Das Verbindende der *re*-konstruktiven Forschung zur Geschichtsforschung war aber nicht nur die Nähe zum Material als Quelle; die „geschichtlichen Entwicklungen" werden als „Entfaltungsraum" verstanden (134), also völlig analog zum Lebenslauf[566]. Und auf beiden Ebenen des Prozessgeschehens muss die jeweilige „Ordnungsstruktur" erkannt werden (S. 134).

Es geht um das Verstehen „der historischen Details als Ausdruck von menschlichem Leben" (S. 134). Spricht hier Schütze nicht fast wie Oevermann als Biologe des menschlichen Lebens? Geschichtsanalyse und Biogra-

560 Lüdtke A (1989) Alltagsgeschichte. Campus, Frankfurt am Main -New York: Campus.

561 Dinzelbacher P (Hrsg) (2008) Europäische Mentalitätsgeschichte. Hauptthemen in Einzeldarstellungen. 2., durchges. u. erg. Aufl. Kröner, Stuttgart. Vgl. ferner Sellin V (1985) Mentalität und Mentalitätsgeschichte. Historische Zeitschrift, 241 (3): 555–598.

562 Burke P (1991) Offene Geschichte. Die Schule der „Annales". Wagenbach Verlag, Berlin; Schöttler P (2015) Die „Annales"-Historiker und die deutsche Geschichtswissenschaft. Mohr Siebeck, Tübingen.

563 Tanner J (2008) Historische Anthropologie zur Einführung 2. Aufl. Junius, Hamburg.

564 Reinhard W (2004) Lebensformen Europas: Eine historische Kulturanthropologie. Beck, München.

565 Etzemüller Th (2012) Biographien. Lesen - erforschen - erzählen. Campus, Frankfurt am Main-New York.

566 Schulz-Nieswandt F (2007) Lebenslauforientierte Sozialpolitikforschung, Gerontologie und philosophische Anthropologie. Schnittflächen und mögliche Theorieklammern. In Wahl H-W & Mollenkopf H. (Hrsg) Alternsforschung am Beginn des 21. Jahrhunderts. AKA, Berlin: 61-81; Schulz-Nieswandt F (2008) Alter und Lebenslauf. Ein Beitrag zur philosophischen Anthropologie in sozialpolitischer Absicht. In Aner, K & Karl U (Hrsg) Lebensalter und Soziale Arbeit: Ältere und alte Menschen. Hohengehren Verlag Schneider, Baltmannsweiler: 77-91.

phiearbeit[567]: eine Analogie. Wie bei Oevermann spielt auch bei Schütze (bei Frau und Tochter) Kunst und Kunstgeschichte eine Rolle (S. 143). Ich hatte ja schon angedeutet: *Re*-konstruktive Hermeneutik in der Sozialforschung der Soziologie hat es leicht, Zugänge zu historischen Material, auch zur Kunstgeschichte, zu finden und verbindet sich leichter mit den Forschungen der Literaturwissenschaften als im Fall nomologischer quantitativer Soziologie. Ähnlich wie Oevermann fand auch Schütze Zugang zur Linguistik und der Allgemeinen Sprachwissenschaft (S. 135); Bernstein (S. 149) war ihm dabei natürlich von Bedeutung.

### Nachkriegsdeutsche Universitätsgeschichte im Fach Soziologie

Schütze erzählt (S. 130 ff.) dann ausführlich von der Landkarte der Soziologie in Deutschland nach 1945, skizziert die Hauptzentren (Münster, Köln[568], Frankfurt) und die Nebenzentren (Berlin und Hamburg), dann vor allem die Gründung und Entwicklung von Bielefeld (S. 142 ff.). Im Jahr 1970 (S. 143) ging Schütze dorthin, kam nach seinem Aufenthalt in den USA dort wieder zurück (S. 193). Sehr ausführlich kommt die Herrschaftsrolle von Helmut Schelsky (1912-1984)[569] – wie üblich im Nachkriegsdeutschland: trotz seiner Nazi-Zeit – zur Sprache. Erzählt wird sein Verhältnis zu Joachim Matthes (1930-2009)[570], bei dem er sich entwickelt hatte (S. 140 f.)[571]. In dieser Darstellung der akademischen Landschaft fehlt bald kein großer Name mehr mit Blick auf die Entwicklung des symbolischen Interaktionismus[572], der Wissenssoziologie, der phänomenologischen Soziologie, der Ethnomethodologie, weder aus Deutschland noch

567 Oevermann U & Müller S (2010) Biografieanalysen aus der Perspektive der objektiven Hermeneutik. In Haupert B u. a. (Hrsg) Biografiearbeit und Biografieforschung in der Sozialen Arbeit. Lang, Bern u. a.: 181–192.

568 Moebius St (2016) René König. Wegbereiter der bundesrepublikanischen Soziologie. Springer VS, Wiesbaden. Vgl. auch Mobius St (2015) René König und die „Kölner Schule". Springer VS, Wiesbaden.

569 Wöhrle P (2015) Zur Aktualität von Helmut Schelsky. Springer VS, Wiesbaden.

570 Arbeitsgruppe Bielefelder Soziologen (Hrsg) (1973) Alltagswissen, Interaktion und gesellschaftliche Wirklichkeit. Bd. 1. Rowohlt, Reinbek bei Hamburg; Matthes J (1973) Einführung in das Studium der Soziologie. Rowohlt, Reinbek bei Hamburg.

571 Schütze F (2009) Nachruf - Joachim Matthes (1930-2009). Zeitschrift für Soziologie 38 (5): 441-444.

572 Schütze F (1987) Begriff „Symbolischer Interaktionismus". In Ammon U u. a. (Hrsg) Soziolinguistik. Ein internationales Handbuch zur Wissenschaft von

aus den USA: Dorthin zog es ihn zu Anselm L. Strauss (1916 bis 1996)[573] (vgl. S. 184 ff.) für ein Jahr (S. 180 ff.). Hans-Georg Soeffner (*1939)[574] wird herausgestellt (S. 171 ff.).

Soeffner ist für uns hier deshalb eine wichtige Position, weil damit ein Thema angeschnitten ist, das durchgängig im Spiegel einer grundlagenwissenschaftliche Metatheorie der Hermeneutik ganz wichtig ist, obwohl sie eigentlich eine Ontologie des (lebensweltlichen[575]) Alltags benötigt, die trotz der Vorarbeiten bei Georg Lukács, Henri Lefebvre, Agnes Heller, Karl Kosík, Leo Kofler u. a. noch nicht hinreichend ausgearbeitet ist: Die »Auslegung des Alltags«[576] ist die Aufgabe der Wissenschaft; der »Alltag als Auslegung« ist die hermeneutische Praxis des Menschen der sozialen Wirklichkeit selbst[577]. Das sind zwei verschiedene ontologische Ebenen, die aber (als praktische wie theoretische Ontik 1. und 2. Ordnung) aufeinander bezogen sind.[578]

Die Affinitäten zum englischsprachigen Raum (S. 136 ff.) wurden für Schütze kennzeichnend, eventuell Spannungen mit Matthes aufwerfend.

Die 1968er Revolution erlebte er oftmals in Schlichtungsrollen, die ihm im Universitätsleben zukamen (S. 138 f.). Ähnlich wie im Fall von Oevermann stand er doch etwas abseits vom revolutionären Strom. Schütze reflektiert: Er hätte seinen Generationenkonflikt ja schon hinter sich und verweist nochmals auf sein Verhältnis zum Vater (S. 138).

Anders als im Fall von Oevermann interessierte sich Schütze für die großen Richtungen und Köpfe der philosophischen Anthropologie[579] (147 ff.). Bekanntlich war hier auch so mancher Verstrickter der Nazi-Zeit

---

Sprache und Gesellschaft. De Gruyter, Berlin-New York: 520–553. Vgl. auch Wagner H-J (1999) Rekonstruktive Methodologie. George Herbert Mead und die qualitative Sozialforschung. VS, Wiesbaden.

573 Strübing J (2015) Anselm Strauss. UVK. Konstanz. Vgl. ferner Ohlbrecht H, Detka C & Tiefel S (Hrsg) (2020) Anselm Strauss - Werk, Aktualität und Potentiale. Barbara Budrich, Opladen u. a.

574 Zifonun D (2020) Hans-Georg Soeffner. Herbert von Halem, Köln.

575 Vgl. in Auseindersetzung u. a. mit Alfred Schütz: Grathoff R (1995) Milieu und Lebenswelt. Suhrkamp, Frankfurt am Main. Zu Schütz vgl. Endreß M (2006) Alfred Schütz. UVK, Konstanz.

576 Soeffer H-G (1989) Auslegung des Alltags - Der Alltag der Auslegung. 2. Aufl. Suhrkamp, Frankfurt am Main.

577 Dau auch Hitzler R (Hrsg) (2015) Hermeneutik als Lebenspraxis. Juventa in Beltz, Weinheim-Basel.

578 Dazu auch Bohnsack R (1983) Alltagsinterpretation und soziologische Rekonstruktion. VS, Wiesbaden.

579 Fischer J (2020) Philosophische Anthropologie. Eine Denkrichtung des 20. Jahrhunderts. Alber, Freiburg i. Br.-München.

dabei.[580] Vor allem aber auch das Werk von Norbert Elias[581] wird herausgehoben (S. 147 ff.). Die Idee der Figurationenanalyse fasziniert Schütze (S. 148). Die Beschäftigung mit der Dissertation von Oevermann („Sprache und soziale Herkunft“[582]) betont er mehrfach (S. 149, ferner S. 162).

So kristallisierte sich bei Schütze zunehmend die Forschungsperspektive heraus, den „Niederschlag von Strukturen von Macht und Gewalt“ auf die „aufgezwungenen und inauthentischen Lebensverläufe und Identitätsfaltungen“ (S. 150) verstehen zu wollen: wie im Fall von seinem Vater? Lebensgeschichtliche Erzählungen[583] generieren Bezüge zu kollektiven Phänomenen (S. 153). Epoche und Zeitgeschichte, gesellschaftliche Verhältnisse und die biographischen Verlaufsformen verschachteln sich und können in diesen Faltungen rekonstruiert werden (S. 154).[584] Dazu muss man sich die Erzählformen (S. 154) in ihrer Struktur anschauen: Da gibt es Sequenzen, Verkettungen, narrative Abschnitte als Einheiten, Gliederungen, Einschnitte, Übergänge (S. 155): Die „größere(n) Zusammenhänge“ (S. 156) nehmen Gestalt in diesem Erzählverlauf der „Prozessstrukturen des Lebensablaufs“ (S. 156) an.

Dieses Forschungsperspektive hatte es nicht leicht, sich selbst zu entfalten. Noch kürzlich sagte ein Kölner Kollege im Institut für Soziologie und Sozialpsychologie (ISS), dem ich mit meiner Professur für Sozialpolitik und Methoden qualitativer Sozialforschung und als Direktor des Seminars für Genossenschaftswesen angehöre, er sei unsicher, ob der Lebenslauf[585] ein Thema der Soziologie sei. Dabei ist Soziologie doch die Analyse des

580 Delitz H (2015) Arnold Gehlen. UVK, Konstanz.

581 Ich verweise hier auf eine Publikation, dessen Verfasser Norbert Elias auch nach Bochum geholt hat: Korte H (2013) Über Norbert Elias. Das Werden eines Menschenwissenschaftlers. 3. Aufl. Springer VS, Wiesbaden.

582 Oevermann U (1995) Sprache und soziale Herkunft. Suhrkamp, Frankfurt am Main.

583 Vgl. auch Bertaux D (2018) Die Lebenserzählung. Ein ethnosoziologischer Ansatz zur Analyse sozialer Welten, sozialer Situationen und sozialer Abläufe. Barbara Budruch, Opladen u. a.

584 Mendi J (2009) Fallrekonstruktive Erzählforschung. Optimedien Verlag, Göttingen.

585 Schulz-Nieswandt F (2007) Lebenslauforientierte Sozialpolitikforschung, Gerontologie und philosophische Anthropologie. Schnittflächen und mögliche Theorieklammern. In Wahl H-W & Mollenkopf H. (Hrsg) Alternsforschung am Beginn des 21. Jahrhunderts. AKA, Berlin: 61-81; Schulz-Nieswandt F (2008) Alter und Lebenslauf. Ein Beitrag zur philosophischen Anthropologie in sozialpolitischer Absicht. In Aner, K & Karl U (Hrsg) Lebensalter und Soziale Arbeit: Ältere und alte Menschen. Hohengehren Verlag Schneider, Baltmannsweiler: 77-91.

»Lebenslagenreliefs«[586] der Gesellschaft.[587] Und Lebenslagen[588] wandeln sich im Lebenslauf[589]. An die sich dann die Sozialpolitik gestaltend ausrichtet.[590] Hier sei eingeschoben, dass auch so mach anderer Punkt mich an meine eigene Biographie erinnerte, so etwa die Studie von Schütze zur Situation von Wehrdienstverweigerer vor dem Verwaltungsgericht.[591]

Ein anderer Kollege sagte vor Jahren einmal zu mit: Soziologie sei nichts anderes als angewandte Mathematik. Auch heute ist es in multidisziplinären Graduiertenkollegs noch üblich, an mich die Frage zu richten, ob das, was ich mache, eigentlich noch Wissenschaft sei. Das gilt gerade auch für transdisziplinäre Forschungen. Partizipative Forschung[592] fällt in der Regel aus dem Warenkorb universitärer Standardforschung heraus. Wahrscheinlich ist z. B. noch nie ein Blick in die Sozialreportage[593] als Methode geworfen worden: Was man nicht kennt, darüber redet man. Gewiss, an Wertschätzung und Respekt fehlt es nicht: So hatte ich früh nach meiner Berufung die Bezeichnung „Literarische Intelligenz“ erhalten. Und man traut mir nunmehr auch im 15. Jahr Dekanatsaufgaben zu. Fazit: Vieles hat sich im Spiegel der Erzählungen von Oevermann und Schütze gewandelt, manches im Dominanzgehabe des heute mathematisierten und behaviorisierten Nomologismus ist geblieben, wie es war.

---

586 Neurath O (1931) Empirische Soziologie. Der wissenschaftliche Gehalt der Geschichte und Nationalökonomie. Springer, Wien.

587 Vgl. auch in Schmidt-Burkhardt A (2017) Die Kunst der Diagrammatik: Perspektiven eines neuen bildwissenschaftlichen Paradigmas. 2., vollst. überarb. Aufl.. transcript Verlag, Bielefeld.

588 Schulz-Nieswandt F (2003) Die Kategorie der Lebenslage- sozial- und verhaltenswissenschaftlich rekonstruiert. In Karl F (Hrsg) Sozial- und verhaltenswissenschaftliche Gerontologie. Juventa, Weinheim-München: 129-139.

589 Schütze F (1981) Prozeßstrukturen des Lebensablaufs. In Matthes J u. a. (Hrsg) Biographie in handlungswissenschaftlicher Perspektive. Verlag der Nürnberger Forschungsvereinigung e. V., Nürnberg: 67–156.

590 Schulz-Nieswandt F (2006) Sozialpolitik und Alter. Kohlhammer, Stuttgart.

591 Schütze F (1978) Strategische Interaktion im Verwaltungsgericht. Eine sozio-linguistische Analyse zum Kommunikationsablauf im Verfahren zur Anerkennung als Wehrdienstverweigerer. In Hassemer W u .a. (Hrsg) Interaktion vor Gericht, Nomos, Baden-Baden: 19-100.

592 Hartung S u. a. (Hrsg) (2020) Partizipative Forschung. Springer VS, Wiesbaden.

593 Braun K-H u. a. (2016) Sozialreportage als Lernkonzept. Springer VS, Wiesbaden.

Was Schütze vereint mit Oevermann ist der Blick auf das Erleiden – ich spreche (in meinen sozialpolitischen Schriften[594]) immer vom *homo patiens*[595] im Spiegel der Idee der Inklusion[596] – in den Verlaufskurven[597] der lebensgeschichtlichen Prozessstrukturen (S. 156). Dabei interessieren dann subjektive Handlungsschemata, die institutionellen Kontexte sowie die Metamorphosen im weiteren Verlauf („Karrieren": S. 156). Hier werden nun die sog. „suprasegmentalen Marker" (S. 154) verständlich. Daher kann ich auch verstehen, dass Schütze angedeutet, er hätte in Münster auch noch gerne Ethnologie (was dort kaum möglich war) studiert, denn in der Ethnologie[598] bzw. Sozialanthropologie[599] ist die Erforschung der kulturell regulierten Statuspassagen klassisch verankert. In der Sozialpolitik- bzw. Sozialstaatsforschung, aber auch in anderen Themenfeldern der Kulturwissenschaften, hat sich dieser Blick heute breit verankert. Anselm Strauss „Trajectory"-Forschung[600] (S. 157) ordnet sich hier plausibel ein.[601]

594 Schulz-Nieswandt F (2010) Wandel der Medizinkultur? Duncker & Humblot, Berlin; Schulz-Nieswandt F (2016) Im alltäglichen Labyrinth der sozialpolitischen Ordnungsräume des personalen Erlebnisgeschehens. Eine Selbstbilanz der Forschungen über drei Dekaden. Duncker & Humblot, Berlin.

595 Schulz-Nieswandt F (2020) Heinrich Federer (1866–1928). Soziogramm und Psychoanalyse eines leidvollen Lebens. Königshausen & Neumann, Würzburg.

596 Schulz-Nieswandt F (2016) Inclusion and Local Community Building in the Context of European Social Policy and International Human Social Right. Nomos, Baden-Baden; Schulz-Nieswandt F (2017) Personalität, Wahrheit, Daseinsvorsorge. Spuren eigentlicher Wirklichkeit des Seins. Königshausen & Neumann, Würzburg.

597 Schütze F (1995) Verlaufskurven des Erleidens als Forschungsgegenstand der interpretativen Soziologie. In Krüger H-H & Marotzki W (Hrsg) Erziehungswissenschaftliche Biographieforschung. Leske + Budrich, Opladen: 116–157.

598 Gennep A v (1986) Übergangsriten. Campus, Frankfurt am Main-New York.

599 Turner V (2005) Das Ritual. Struktur und Anti-Struktur. Campus, Frankfurt am Main-New York. Vgl. Auch Hillermann H (2017) Victor Witter Turner. Eine Biografie. Kohlhammer, Stuttgart.

600 Schütze F & Riemann G (1991) "Trajectory" as a Basic Concept for Analyzing Suffering and Disorderly Social Processes." In Maines D (Hrsg) Social Organization and Social Structure. Essays in Honour of Anselm Strauss, New York: De Gruyter, New York: 333-357.

601 Bemerkenswert ist, dass bei den intensiven Bezügen zu Strauss aus der Sicht von Schütze nicht die Richtung der sog. Grounded Theory terminologisch nicht genannt wird. Vgl. Equot C & Hohage Chr (Hrsg) (2016) Handbuch Grounded Theory. Juventa in Beltz, Weinheim-Basel. Ferner Strübing J (2014) Grounded Theory. 4. Aufl. Springer VS, Wiesbaden.

## Akademische Stationen und Schluss der Erzählung

Diesen Teil kann ich gut nach vollziehen, da ich selber zwei Semester im Fachbereich Sozialwesen eine Gastprofessur für Gesundheitspolitik in Kassel inne hatte und später auch einen Ruf auf eine C3-Professur bekam, den ich zugunsten des Rufes nach Köln ablehnte. Ich kann vor allem die wertschätzenden Ausführungen (S. 208) zu Florian Tennstedt (*1943) sehr gut nachvollziehen. Schütze kam hier im Kontext des Feldes der sozialen Arbeit[602] und seinen Professionen auch mit der Psychoanalyse in engeren Kontakt und betont das „große Potenzial der interdisziplinären Zusammenarbeit" (S. 214), reflektiert aber auch seine damalige Naivität und sein Harmoniebedürfnis, unterschätzte die Eigeninteressen einzelnen Disziplinen und der einzelnen Forschungsrichtungen innerhalb der verschiedenen Disziplinen (S. 215).

Dort kam er u. a. mit Clifford Geertz (1926-2006)[603] zusammen. Entscheidend war hier aber die Möglichkeit zur Biographieforschung[604] (S. 220 ff.), die Kooperation mit Martin Kohli (*1942)[605] überaus wertschätzend herausstellend. Sein Horizont weitete sich dort: Er schätzte dort auch Albert Hirschman (1915-2012), ein heterodoxer Sozialwissenschaftler und Sozialökonom (S. 222). Dann kam der Wechsel von Kassel (C2) nach Magdeburg (C4), denn in Tübingen und Erlangen-Nürnberg kam er nur auf Platz 3. Es ging ihm nicht um das Gehalt, sondern um die Augenhöhe mit anderen soziologischen Lehrstühlen (S. 223). Hier nun, in Magdeburg, kam es zur nachhaltigen Entwicklung seiner Forschungsperspektive.

Seine humorvollen Erzählungen als Prüfungsausschussvorsitzender im Institut für Musik (S. 252 ff.) zeigen, wie er in der Begriffsanalytik seiner Forschungsorientierung seine eigene Rolle in der Kultur des Instituts reflektieren kann.

Der Kontakt zum Ehepaar Strauss in den USA wurde weiter gelebt. Er reflektiert dabei seinen Lernprozess, mit der deutschen Schuldproblematik („Zugehörigkeit zur Verantwortungsgemeinschaft der Deutschen": S. 275) allmählich erfolgreich umzugehen.

---

602 Rätz R & Völter B (Hrsg) (2015) Wörterbuch Rekonstruktive Soziale Arbeit. Verlag Barbara Budrich, Opladen.

603 Geertz C (1987) Dichte Beschreibung. 14. Aufl. Suhrkamp, Frankfurt am Main.

604 Jost G & Haas M (Hrsg) (2019) Handbuch zur soziologischen Biographieforschung. Barbara Budruch, Opladen (UTB).

605 Kohli M (1978) Soziologie des Lebenslaufs, Luchterhand, Darmstadt.

„Ja, das ist es jetzt, und nun fällt mir eigentlich nichts mehr ein.“ Viel schleppe er noch an „Nachdenk-Potenzial“ mit sich herum; nicht alles kann realisiert werden. „Damit kann ich aber gut leben und hoffentlich auch gut sterben.“ (S. 276)

# V. Vertiefungsthemen

Oevermann hält weder etwas von Psychologie noch von Philosophie. Anders als im Fall von Schütze habe ich bei Oevermann den Verdacht, die von ihm erzählten Kränkungen durch die autoritative Ordinarius-Kultur der Frankfurter Schule überträgt er auf die Ebene einer allgemeine Kritik philosophischer Abstraktion. Und mit Blick auf Psychologie gilt: Psychologie ist nicht Psychologie. Schütze verweist dagegen ja z. B. auf die daseinsanthropologisch fundierte, phänomenologische Psychiatrie. Und Oevermann selbst hat ja ein explizit differenzierteres Bild, wenn er über Psychoanalyse und Tiefenhermeneutik spricht. Da scheinen doch Gegenübertragungsprozesse[606] eine Rolle zu spielen.

Die Psychologie, und man braucht eine personalistische Psychologie der intra- individuellen Arbeitsapparate, um »das Soziale durch das Soziale zu erklären«, bietet ja durchaus Perspektiven. Man denke an die Entwicklungspsychologie von Hans Thomae (1915-2001)[607], der nach 1945 die bundesdeutsche Gerontologie prägte und in seiner daseinsthematisch[608] interessierten Psychologie des personalen Erlebnisgeschehens sich biographietheoretisch für die Verlaufsmuster und Gestaltformen des Alterns interessiert hat und damit von grundlegender Bedeutung ist für die Fundierung von aktualgenetischen Zugängen (wie bei Andreas Kruse[609]) zur Hochaltrigkeit.[610] Es ging ihm um die Analyse der Ordnung dieses Erleb-

606 Die Oevermann selbst kennt: Oevermann U (2009) Die Problematik der Strukturlogik des Arbeitsbündnisses und der Dynamik von Übertragung und Gegenübertragung in einer professionalisierten Praxis von Sozialarbeit. In Becker-Lenz R u. a. (Hrsg) Professionalität in der Sozialen Arbeit.VS Verlag, Wiesbaden: 113–142.

607 Thomae H (1996) Das Individuum und seine Welt. Eine Persönlichkeitstheorie. 3., erw. u. verb. Aufl. Hogrefe, Göttingen.

608 Ehret S (2009) Ich werde wieder lebendig. Personale Geschehensordnung und Daseinsthematische Begleitung bei Menschen mit Demenz. Südwestdeutscher Verlag für Hochschulschriften, Saarbrücken.

609 Kruse A (2017) Lebensphase hohes Alter: Verletzlichkeit und Reife. Springer, Berlin.

610 Vgl. auch Schlick M (2018) Erzählen und Erinnern. Anregungen für die Aktivierung alter Menschen. Facultas, Wien.

nisgeschehens, der Verlaufsformen, transaktionalistisch[611] gedacht, in Wechselwirkung – nicht nur Georg Simmel, kantianisch geprägt, erklärte die theoretische Figur der Wechselwirkung $\{P \rightarrow U \cap U \rightarrow P\}$ zum konstitutiven Apriori der Soziologie von Person (P) und Umwelt (U), sondern schon Schleiermacher betonte die Wechselwirkung des Menschen und seiner geschichtlichen Kultur – zu Daseinstechniken bzw. Reaktionsstilen. Auch die Lehre von den Stufen der kognitiven Entwicklung des Menschen bei Jean Piaget (1896-1980)[612] ist transaktional eingebettet, also eingefügt in die Lern- und Entwicklungsprozesse des Menschen in Wechselwirkung[613] mit seiner Umwelt.[614]

### 3. *Themenkreis: Das Dispositiv von Foucault und die Diskursanalyse*

In dem erwähnten Gespräch mit Oevermann in Köln wurde klar: Bourdieu war wichtig, Michel Foucault (1926-1984)[615] bekommt eine Absage. Warum eigentlich?[616] Obwohl ja, angesichts des Interesses von Oevermann an der Geschichtswissenschaft, die Diskurstheorie in den dortigen Debatten ja eine (wenngleich kontroverse[617]) Rolle spielt.

In der Diskursanalyse als Strömung qualitativer Sozialforschung[618] wird Foucault und seine Welt der gouvernementalen Dispositive ja runtergebrochen[619] für das hermeneutische Verständnis der Machtgefüge von Wahrheitsspielen der Diskursordnungen, der Institutionen[620] und ihrer Pro-

611 Mildenberger F (2007) Umwelt als Vision. Leben und Werk Jakob von Uexkülls (1864–1944). Stuttgart: Franz Steiner Verlag.
612 Piaget J (2015) Genetische Erkenntnistheorie. Klett-Cotta, Stuttgart.
613 Winnicott D W (2020) Reifungsprozesse und fördernde Umwelt. 3. Aufl. Psychosozial-Verlag, Gießen.
614 Furth H G (1986) Intelligenz und Erkennen. Die Grundlagen der genetischen Erkenntnistheorie Piagets. 4. Aufl. Suhrkamp, Frankfurt am Main.
615 Vgl. als 2., aktual. u. erw. Aufl.: Kammler C u. a. (Hrsg) (2020) Foucault Handbuch. Metzler in Springer, Berlin.
616 Dazu auch Keller R (2008) Michel Foucault. UVK, Konstanz.
617 Sarasin Ph (2003) Geschichtswissenschaft und Diskursanalyse. 5. Aufl. Suhrkamp, Frankfurt am Main.
618 Vgl. dazu u. a. Keller R u. a. (2019) Diskurse untersuchen. Juventa in Beltz, Weinheim-Basel.
619 Versuche dazu etwa bei Clarke A (2012) Situationsanalyse. Grounded Theory nach dem Postmodern Turn. Wiesbaden: VS-Verlag.
620 Baltzer U (Hrsg) (2001) Semiotik der Institutionen. Sonderheft der Zeitschrift für Semiotik 23 (3).

grammcodes, der sozialen Praktiken, der mentalen Modelle der Subjekte.[621]

Man kann nicht einmal sagen, bei Foucault würden nicht Individuen hermeneutisch erschlossen, sondern nur die Strukturen. Denn die Strukturen schreiben sich ja gouvernemental in die Subjekte ein. Als durchaus kreativ-resonante Objekte dieser Einschreibungspraktiken (als Formierungen von Subjektivität) sind sie, epistemologisch gesehen, jedoch *de*-zentriert.

In seiner Problematisierung der Tradition der Hermeneutik wandte sich Foucault[622] kritisch im Rahmen seiner Dezentrierung des Subjekts in der post-strukturalen Methodologie gegen den ideologisierten Cartesianismus des methodologischen Individualismus.[623] Damit bettet Foucault die hermeneutische Problematik ein in vorgängige generative[624] Mechanismen, die »mit« zu verstehen sind.

So sieht Soeffner, der ja auch der »Ordnung der Rituale«[625] auf der Spur[626] ist, in den Ritualen Versuche mythischer Weltbewältigung, damit die alte Debatte in der Altertumsforschung[627] über das soziogenetische Verhältnis von Kultus und Mythos aufnehmend, die immer wieder neu durch soziales Handeln repliziert werden müssen, aber eben auch die Funktion der disziplinierenden Ordnung des Handelns haben. Sie formen die Räume, in denen Menschen sodann »zu Hause« sind. M. E. legt diese hermeneutische Wissenssoziologie den Fokus auf die performative Dimension: a) Die Rituale erzeugen Ordnung; b) rituelle Ordnungen werden aber auch immer wieder inszeniert durch das Handeln, also ganz im Sinne

621 Bührmann A D & Schneider W (2008) Vom Diskurs zum Dispositiv. Eine Einführung in die Dispositivananalyse. 2., unveränd. Aufl. transcript, Bielefeld.

622 Foucault M (2009) Hermeneutik des Subjekts. 4. Aufl. Suhrkamp, Frankfurt am Main.

623 Vgl. auch Caillat F (2017) Foucault gegen Foucault. Mit Beiträgen von G de Lagasnerie u. a. Passagen, Wien.

624 Vgl. z. B. die instruktive Studie von Wolff St (2011) Text und Schuld. Die Rhetorik psychiatrischer Gerichtsgutachten. (Reprint von 1995). De Gruyter, Berlin.

625 Vgl. auch Douglas M (1974) Ritual, Tabu und Körpersymbolik. Sozialanthropologische Studien in Industriegesellschaft und Stammeskultur. Fischer, Frankfurt am Main.

626 Soeffner H G (2010) Symbolische Formung. Eine Soziologie des Symbols und des Rituals. Velbrück, Weilerswist.

627 Schlesier R (1994) Kulte, Mythen und Gelehrte. Anthropologie der Antike seit 1800. Fischer, Frankfurt am Main.

der Ethnomethodologie als Praktiken der Erzeugung sozialer Wirklichkeit durch das Handelns der Menschen in ihrem Alltag.

Doch nicht nur das *WIE* sozialer Praxis ist bedeutsam, auch das *WAS*. Die Subjekte der Hermeneutik (als Menschen im Alltag, aber auch als Wissenschaft[628] eben des Alltags) sind Ausdruck von Subjektivierungsformen im Sinne der Vergesellschaftung.[629] Welche Ideologien beherrschen denn infolge dieser Einschreibungspraktiken den Menschen und deren *WIE* z. B. der sozialen Ausgrenzungen oder auch des weltoffenen Liebens, des Hasses oder eben auch der Toleranz, welche Gerechtigkeitsvorstellungen, welche Modi der Kausalität und Verantwortung? Karl Mannheim hat wissenssoziologisch darauf verweisen, dass Konservatismus eine Mentalität ist, Aber Konservatismus - ebenso wie Liberalismus und Sozialismus - ist (sind) zugleich eine Weltanschauung(en) mit sozialen Inhalten, die sich ja auch innerhalb dieser drei Hauptströmungen der Moderne differenzieren: Ich denke hier an die Ideen über das strukturale und funktionale Ordnungsgestalt-Puzzle von Subsidiarität und Föderalismus, von Staat und Markt, von Freiheit, Gleichheit und Solidarität, von Privatheit und Öffentlichkeit, von Moral und Sittlichkeit, von Genossenschaft und Herrschaft usw. Aber auch Foucault stellt nicht nur auf das »Was« der Diskurse ab, sondern – wie die Logik der Ethnomethodologie[630] – auf die Generativität der grammatischen Ordnung des »Wie« der Diskurse. Dennoch sind es bei Foucault komplexe epochale Diskursordnungen, die als Machtsystem ein gouvernementales Geflecht von Dispositiven, Wahrheitsspielen der Wissensordnungen, Institutionen mit Programmcodes, Codierungen der Weltwahrnehmung[631] und der Selbstregulierungen sowie sozialen Praktiken darstellen.

Als der frühe Foucault vom »Tod des Subjekts« sprach, mag er einerseits nahe an der universalen Geisttheorie des ontologischen Strukturalismus von Lévi-Strauss und somit vor allem der komparativen Anthropologie der Mythen gewesen sein, andererseits habe ich diesen Ausspruch immer »nur!« als radikale epistemologische Kritik des methodologischen Indivi-

628 Devereux G (1984) Angst und Methode in den Verhaltenswissenschaften, Suhrkamp. Frankfurt am Main

629 Vgl. auch Oevermann U (1995): Die objektive Hermeneutik als unverzichtbare methodologische Grundlage für die Analyse von Subjektivität. Zugleich eine Kritik der Tiefenhermeneutik In Jung Th & Müllee-Doohm St (Hrsg) „Wirklichkeit" im Deutungsprozess: Verstehen und Methoden in den Kultur- und Sozialwissenschaften. Suhrkamp, Frankfurt am Main: 106–189.

630 Lehn D v (2015) Harold Garfinkel. UVK, Konstanz.

631 Dazu auch Schlicht Th (2018) Soziale Kognition zur Einführung. Junius, Hamburg.

dualismus verstanden: Man kann die soziale Welt nicht aus der Monadologie des solipsistischen Subjekts verstehen, ist doch diese Idee der Subjekts ja selbst eine endogene Ideologie der Epoche, die es in ihrer Totalität zu verstehen gilt. Todorov[632] hat nochmals entfalten können, dass diese Idee der Subjektivität ontologisch unhaltbar ist. Wenn man sich an klassische Modelle der Naturwissenschaft[633] hält, so wäre der Blick nicht nur auf einzelne Atome zu richten, sondern auf die Moleküle, die sich bis zu komplexen Gitter-Strukturen steigern können. Und die Frage nach dem Inneren der Atome findet seine Analogie in der Tiefenpsychologie.

Ich möchte diese moderne Idee der Subjektivität als eine »faktuale Fiktion« bezeichnen: Sie ist »da«, obwohl sie – fundamentale Probleme der Semantik von Souveränität und Authentizität aufwerfend – nicht »gegeben«, weil nicht möglich ist. Der Mensch ist immer nur in einem Verstrickungszusammenhang von »Freiheit und Schicksal«[634] »gegeben«. Der Mensch ist immer nur der Knotenpunkt seiner sozialen Beziehungen.[635] Der Mensch ist – wie die Soziologie von Georg Simmel[636] zeigen konnte – im Netz (des Apriori) der »Wechselwirkung« (auch als lebensweltliches Apriori einer [empirisch aber wohl kaum idealen] Kommunikationsgemeinschaft formulierbar) gegeben. Folglich ist auch der Bezug von Schütze auf die Figurationssoziologie von Norbert Elias und die Bezüge von Oevermann wie von Schütze auf die Soziologie sozialer Relationen, in die das Individuum überhaupt erst (wie auch immer mehr oder weniger gelingend oder scheiternd) zum Individuum wird, bei Bourdieu kohärent. In diesem Sinne ist Foucaults Theorie, es gebe das Subjekt immer nur konkret im Modus epochaler Subjektivierungsformen, der für einen genetischen Strukturalismus entscheidende Punkt: Zentral ist die antike Idee der Form als Idee der Formung zur Form: »Subjekt-tivierung«.

Aus der Sicht philosophischer Anthropologie ist es evident: Freiheit braucht Ordnung; Freiheit kann nur im Modus geordneter Freiheit möglich sein, weil Freiheit im Sinne des modernen Naturrechts des Völkerrechts immer die Freiheit der Person in einem von sozialgrammatischen

---

632 Todorov T (1998) Abenteuer des Zusammenlebens. Versuch einer allgemeinen Anthropologie. Fischer, Frankfurt am Main.

633 Dampier Sir W C (1946) Kurze Geschichte der Wissenschaft in ihren Beziehungen zu Philosophie und Religion. Rascher Verlag, Zürich: 162 ff., 234 ff.

634 Bendix R (1982) Freiheit und historisches Schicksal. 2. Aufl. Suhrkamp, Frankfurt am Main.

635 Dazu auch Kofler A (2012) Erzählen über Liebe. Die Konstruktion von Identität in autobiographischen Interviews. Campus, Frankfurt am Main-New York.

636 Simmel G (1999) Soziologie. 3. Aufl. Suhrkamp, Frankfurt am Main.

Regeln codiertes System des sozialen Miteinanders als Ausdruck des Grundrechts auf Freiheit – also *uno actu* – »Aller« ist. Der späte Foucault hat die von Heidegger aufgeworfene Frage nach der Sorge als Existenzial der menschlichen Daseinsführung aufgenommen, und zwar als Problem der Ethik, während Hannah Arendt die Kategorie der Sorge in ihre politische Theorie integriert hat.[637] Die These, wonach Foucault damit seine strukturalistische *De*-Zentrierung des Subjekts zurücknimmt, halte ich für problematisch. Denn die Sorge als Aufgabe war immer schon gegeben im Rahmen der Spielräume[638], die das soziologisch fassbare »Schicksal«[639] dem Menschen in seiner Bedingtheit[640] lässt.[641] Nur die radikale Ideologie der Postmoderne glaubt daran, der Mensch könne über das bereits homerische Weltbild von Freiheit und Schicksal hinausgehen, damit die Geschichte als Fundamentaleigenschaft der *conditio humana* des immer figurativ verstrickten Menschen abschaffen. Das Subjekt waltet ja nicht über die ganze Geschichte, in der es eingefügt ist, in souveräner Macht. In seiner »Konsubjektivität« ist zumindest seine bedingte Freiheit durch die Ordnung der Gesetze und Institutionen gewährleistet. Die Alternative ist der Zerfall der Soziabilität überhaupt.

Und hier wird eine ontologisch-ontische Differenz spezieller Art – nämlich auf die Freiheit bezogen – deutlich: Das *de*-zentrierte Subjekt ist eine Annahme ontologisch fundierter Methodologie strukturaler Hermeneutik, während ontisch (also als Gegenstand der soziologischen Erfahrungswissenschaft) Geschichten erzählt werden, die nur zu verstehen sind im Transaktionalismus zwischen Mensch und Umwelt. Mit der Kategorie des Transaktionalismus ist somit eigentlich eine einfache Idee angedacht: Ein Organismus (auch die menschliche Person) steht in einem wechselseitigen Modus des Austausches mit seiner Umwelt. Der Mensch merkt die Wirkung der Umwelt auf ihn; der Mensch wirkt gestaltend/verändernd auf seine Umwelt. So baut sich - ausgelöst von jenem Vorgang, den Platon im »Höhlengleichnis« metaphorologisch in die philosophische Anthropologie

637 Holme H (2018) Die Sorge um sich - die Sorge um die Welt. Campus, Frankfurt am Main-New York.

638 Waldenfels B (1980) Der Spielraum des Verhaltens. Suhrkamp, Frankfurt am Main.

639 Dazu überaus instruktiv: Ahrens J (2004) Ödipus. Politik des Schicksals. transcript, Bielefeld.

640 Flamm A K (2019) In aller Freiheit. Selbstsorge neu denken mit Michel Foucault. Herder, Freiburg i. Br. u. a.

641 Dazu auch Birgmeier B R (2007) Handlung und Widerfahrnis. Lang, Frankfurt am Main.

eingebracht hat und das Verständnis von Bauen, Wohnen und Raum bei Heidegger und Bollnow prägte - der Mensch wohnend in die Welt ein. In der die Ökologie begründenden Tradition der theoretischen Biologie von Jakob von Uexküll (1864-1944)[642] stehend, wird die Wechselwirkung von Mensch und Umwelt als Kreislauf von »Merkwelt und Wirkwelt« begriffen: Der Mensch merkt die Umwelt (z. B. das Wetter); der Mensch wirkt auf die Umwelt (baut sich in ihr wohnend ein und gestaltet sie z. B. Barriere-frei). Dieses Denken hat die allgemeine Gerontologie des Lebenslaufes und insbesondere auch die Ökogerontologie geprägt. Es hatte maßgeblichen Einfluss auf Strömungen der philosophischen Anthropologie. Von hier aus sind auch sozial- und entwicklungspsychologische Theorien der Adaptionen (Assimilationsleistungen [Anpassungsveränderungen] der Person als Selbstsorgepraktiken und Akkomodationen [Anpassungsveränderungen] der Umwelt durch den *homo faber*) begründbar. Die daseinsthematische Psychologie und die Lehre von Reaktionsstilen und Daseinstechniken im Lichte des Erfahrungserlebnisgeschehens des Menschen sind entsprechend einzuordnen.

Der transaktionale (ebenso wie der psychoanalytische[643]) Ansatz versteht (verstehen) den Menschen in seinem Lebenszyklus als ein Werden und Wachsen infolge der Auseinandersetzung mit den Entwicklungsaufgaben, die sich in seinem endlichen Lebenszyklus und im Zusammenhang mit seinen Statuspassagen (u. a. im Übergang der Altersklassen) stellen. Daran kann der Menschen scheitern; er kann aber auch seine Entwicklungsaufgaben in gelingender Weise bewältigen, so dass der Spruch gilt: Mit den Aufgaben wächst der Mensch zur Reife.[644] Es ist evident, dass dieser Ansatz heute ressourcentheoretisch zu verstehen ist, so dass die Frage der sozialen Ungleichheit[645] der Bewältigungschancen in den Mittelpunkt der Betrachtung rückt. Sich erfolgreich auf das »Wagnis des Seins« mit »Mut zum Sein« einzulassen, wie es theologische und philosophische Anthropologie

---

642 Uexküll J v (1973) Theoretische Biologie. Mit einem Vorwort von Rudolf Bilz. Suhrkamp, Frankfurt am Main; Uexküll J v (1956) Streifzüge durch die Umwelten von Tieren und Menschen. Rowohlt, Hamburg.

643 Küchenhoff J (2013) Der Sinn im Nein und die Gabe des Gesprächs. Psychoanalytisches Verstehen zwischen Philosophie und Klinik. Velbrück, Weilerswist.

644 Dazu auch Brandtstädter J (2015) Positive Entwicklung. 2. Aufl. Springer, Berlin.

645 Reinecke Chr & Mergel Th (Hrsg) (2012) Das Soziale ordnen. Sozialwissenschaften und gesellschaftliche Ungleichheit im 20. Jahrhundert. Campus, Frankfurt am Main-New York.

formuliert haben[646], muss den Menschen in seiner ganzen Lebenslage in den Blick nehmen. Dazu gehört eben auch die Verteilung aller relevanten Ressourcen. So kann der Mensch in Krisensituation zu einem neuen Gleichgewicht von Stress und Stressbewältigung kommen, doch kann er auch an den sich einstellenden Krisen verzweifeln und scheitern. Erneut tauchen wir etwa ein in die Welt von Maigret oder in die Episoden der Serie „Der Kommissar“. Kommissar Maigret wie Kommissar Keller thematisieren das Scheitern der Daseinsführung des Menschen zwischen Freiheit (und Verantwortung) und Schicksal (Milieu und Zeitgeschichte) im sozialen „Oben“ und „Unten“ und im kleinbürgerlichen „Dazwischen“, und beide problematisieren allzu einfache Modelle von Moral (über Gut und Böse) und Verantwortung sowie Schuld (zwischen Willen und Affekt, Spielraum und Charakter, bedrängende Enge und Begierde).

Es geht[647] also um Subjektivität als Spielräume des Handelns in der Welt, die aber auf ihre ontologisch-ontische Fundamental-Differenz durch Kritische Theorie zu befragen ist: Ist sie »eigentlich oder uneigentlich«, »personalisierend oder entfremdet«. Die Sorge verweist uns auf das Leiden in der Gesellschaft, von denen die hermeneutischen Analysen von Oevermann und Schütze handeln. Deswegen ist Empörung und Protest endogener Bestandteil strukturaler Hermeneutik. Auf diese Metaphysik der Vergesellschaftung[648] kann eine strukturale Hermeneutik nicht verzichten, weil sie selbst auf eine eigene Ontologie des Sozialen aufbaut und an diese Ontologie mit innerem Kohärenzzwang geknüpft ist.

## *4. Themenkreis: Fallübergreifende Erkenntnisinteressen: die Dokumentarische Methode von Ralf Bohnsack*

Die Fokussierung auf individuelle Fallrekonstruktionen[649] rekonstruktiver Hermeneutik muss ja nicht bedeuten, man konzentriere sich auf der Ebe-

---

646 Vgl. umfassend in: Schulz-Nieswandt F, Köstler, U & Mann K (2021) Kommunale Pflegepolitik. Eine Vision. Kohlhammer, Stuttgart.

647 Dazu auch Heinrich J (2018) Individualität, Subjektivität und Selbstsorge bei Nietzsche. Eine Analyse im Gespräch mit Foucault. De Gruyter, Berlin.

648 Hengstenberg H-E (1949) Grundlegungen zu einer Metaphysik der Gesellschaft. Glock und Lutz, Nürnberg; Hildebrand D v (1930) Metaphysik der Gemeinschaft. Haas & Grabherr, Augsburg.

649 Kraimer K (Hrsg) (2000) Die Fallkonstruktion. Suhrkamp, Frankfurt am Main. Ferner Schütze F (1993) „Die Fallanalyse. Zur wissenschaftlichen Fundierung einer klassischen Methode der Sozialen Arbeit." In Rauschenbach T u. a. (Hrsg)

ne einer Mikrosoziologie (ohne dabei zur Psychologie zu werden). Die Unterscheidung von Mikro- und Makrosoziologie ist hoch problematisch (vgl. auch 160 FN 59) und wirft Probleme auf, die wir auch aus der Unterscheidung von Mikro- und Makroökonomie kennen. So wie es kein abstraktes (z. B. transzendentales) Subjekt gibt, sondern immer nur[650] das vergesellschaftete konkrete Subjekt[651], das durch die Vergesellschaftung ja überhaupt erst subjektiviert wird, ob nun eigentlich (wahr) oder uneigentlich (unwahr), gewaltsam verzerrt oder authentisch und weitgehend unentfremdet, so kann es nur eine Soziologie geben, in der die Mikrowelt und Makrowelt im strukturellen Prozessgeschehen des Lebenslaufes[652] unlösbar ineinander gefaltet sind.

Ralf Bohnsack wird nur am Rande genannt (S. 164; S. 223). Geht es nur um individuelle Fallrekonstruktionen? Können Fälle nicht auch eine Gruppe ähnlicher Haltungen und sozialer Praktiken bilden? Oevermann und Schütze verschließen sich keineswegs der fallübergreifenden Typenbildung[653]. Dieser Fokus ist aber eher eine ausgeprägte Domäne der dokumentarischen Methode.[654] Karl Mannheim und Erwin Panofsky[655] wurden ja schon angesprochen. Das sind wichtige Quellen auch für Ralf Bohnsack. Bohnsack kommt ja auch aus der Schule von Matthes. Oevermann und

Der sozialpädagogische Blick. Lebensweltorientierte Methoden in der sozialen Arbeit. Juventa, Weinheim-München: 191-221.

650 Lagasnerie G de & Engelmann P (2017) Michel Foucaults letzte Lektion. Über Neoliberalismus, Theorie und Politik. Passagen, Wien. Dazu auch Privitera W (2012) Stilprobleme. Zur Epistemologie Michel Foucaults. 2. Aufl. CEP Europäische Verlagsanstalt, Hamburg.

651 Dazu auch in Hahn A (1994) Erfahrung und Begriff. Zur Konzeption einer soziologischen Erfahrungswissenschaft als Beispielhermeneutik. Suhrkamp, Frankfurt am Main; ferner insbesondere Holenstein E (1975) Roman Jakobsons phänomenologischer Strukturalismus. Suhrkamp, Frankfurt am Main.

652 Corsten M (2021) Lebenslauf und Sozialisation. Springer VS, Wiesbaden.

653 Kelle U & Kluge S (2010). Vom Einzelfall zum Typus: Fallvergleich und Fallkontrastierung in der qualitativen Sozialforschung. Leske+Budrich, Opladen. Anknüpfend: Funcke D & Loer Th (Hrsg) (2019) Vom Fall zur Theorie. Auf dem Pfad der rekonstruktiven Sozialforschung. Springer VS, Wiesbaden.

654 Vgl. ferner Ecarius J & Schäffer B (Hrsg) (2020) Typenbildung und Theoriegenerierung. 2., überarb. u. erw. Aufl. Barbara Budrich, Opladen.

655 Panofsky E (1975) Sinn und Deutung in der bildenden Kunst. Dumont, Köln. Hier bedürfte es an sich einer Vertiefung der Ausführungen mit passenden bildhermeneutischen Theorien. Vgl. auch Böhme J & Böder T (2020) Bildanalyse. Einführung in die bildkonstruktive Forschungspraxis der Morphologischen Hermeneutik. Springer VS, Wiesbaden; Lüddemann St & Heinze Th (Hrsg) (2015) Einführung in die Bildhermeneutik. Springer VS, Wiesbaden.

Schütze zentrieren sich um die tiefe Fallrekonstruktion. Sie sind beide hier ganz der Forschung und Lehre der Sozialen Arbeit[656] verpflichtet. Bohnsack geht ein Schritt weiter: Es interessieren insbesondere auch – fallübergreifend vergleichend generiert – die sozialen Typen, geprägt von kollektiv geteilten[657] Deutungs- und Handlungsmustern. Für die Frage »sozial geteilter Deutungsmuster«[658] – relevant ist hier die Frage nach der Landkarte der gesellschaftlichen Verteilung von Deutungsmustern – scheint sich die dokumentarische Methode aber eher zu eignen als die individuelle Fallrekonstruktionstiefe bei Oevermann und Schütze. Doch muss vor dem Verlust der Tiefe gewarnt werden: Liegt der Fokus auf makrosoziologisch relevante Typologien, so leistet man einen Beitrag zur Sozialstrukturanalyse[659], aber so werden Befunde generiert, die Geschichten der Menschen in ihren alltäglichen Sorgestrukturen und ihren Krisenverarbeitungen sowie das Unbewusste[660] dahinter bleiben aber verborgen. Die Idealtypenlehre bei Max Weber war daher auf einem sehr hohen Abstraktionsniveau vergleichender Weltgeschichte von Wirtschaft und Religion, von Staat und Bürokratie, Macht und Herrschaft angesiedelt. Bricht man diese lebensweltlich auf das Individuum im Alltag runter, öffnen sich die notwendigen Perspektiven der Fall-*Re*-Konstruktionen der strukturalen Hermeneutik. Auch hier ist beobachtbar, dass gerade hier Literatur - oder auch die Geschichten von Kommissar Maigret und Keller - durchaus einen Zugang zum soziologischen Verständnis sozialer Wirklichkeit haben kann, wie am Beispiel der Kleinbürger-Analyse[661] bei Ödön von Horváth beobachtbar ist.[662]

656 Engelke E u. a. (2009) Die Wissenschaft Soziale Arbeit - Werdegang und Grundlagen. Lambertus, Freiburg im Breisgau.

657 Vgl. auch Fleck L (2011) Denkstile und Tatsachen. 3. Aufl. Suhrkamp, Frankfurt am Main; Fleck L (1983) Erfahrung und Tatsache. 5. Aufl. Suhrkamp, Frankfurt am Main.

658 Ullrich C (1999) Deutungsmusteranalyse und diskursives Interview. Zeitschrift für Soziologie 28 (6): 429-447.

659 Ullrich C G (2019) Das Diskursive Interview. Springer VS, Wiesbaden.

660 Dazu auch Ricoeur P (1974) Die Interpretation. Ein Versuch über Freud. (1965). Suhrkamp, Frankfurt am Main.

661 Vgl. Franke B (1988) Die Kleinbürger. Begriff, Ideologie, Politik. Campus, Frankfurt am Main - New York; Leppert-Fögen A (1974) Die deklassierte Klasse. Studien zur Geschichte und Ideologie des Kleinbürgertums. Fischer, Frankfurt am Main; Schilling H (2003) Kleinbürger. Mentalität und Lebensstil. Campus, Frankfurt am Main-New York.

662 Hildebrandt D & Krischke, T (Hrsg) (1972) Über Ödön von Horváth. Suhrkamp, Frankfurt am Main.

### *Exkurs: Das kontroverse Feld der Deutungsmusteranalyse*

Was sind Deutungsmuster?[663] Dreht sich das Forschungsinteresse um individuelle oder um kollektive Deutungsmuster? Und wie ist die „Kollektivität“[664] der Deutungsmuster zu verstehen? Damit verbunden, und sozio-genetisch auch vorgelagert, stellt sich die Frage nach der Formation von Deutungsmustern. Eng mit dieser Frage verbunden ist die Frage nach dem Determinismus von Habitusformationen bzw. die Wandelbarkeit von Deutungsmustern. M. E. sind Deutungsmuster von Individuen nur dann soziologisch von Interesse, vor allem für eine Kritische Theorie der Gesellschaft, wenn sie kollektiv geteilte Muster sind.

Einige Differenzierungen sind in Bezug auf die Kollektivität »sozialgeteilter Deutungsmuster« herauszuarbeiten:

a) Die im Forschungsprozess mögliche Identifikation von gemeinsamen Deutungsmustern verschiedener Personen ermöglicht dann durchaus gewisse Rückschlüsse auf die Deutungsmuster einer sozialen Gruppe. Individuelle »Derivationen« ermöglichen immer dann die solche Identifikationen sozialer im Sinne sozial geteilter Deutungsmuster, wenn und insofern sich in den Derivationen einer sozialen Gruppe ein gemeinsamer, also in diesem Sinne kollektiv geteilter »Deutungskern« finden lassen kann. Das „n“ ist dabei nicht auf das Volk, die Nation oder den Kulturkreis bezogen. Solche völkerpsychologischen Mentalitätsforschungen waren immer schon nicht unproblematisch. Gleichwohl erinnere ich mich an Lepenies` Studie[665] zu den drei Kulturen (Stilen) der Soziologie, auch an seine große Studie zu „Melancholie und Gesellschaft“.
b) Was in der Deutungsmusterforschung mit Kollektivität gemeint ist, das sind soziale Kontexte, die zu milieuorientierten Typenbildungen führen, z. B. zu sozialschichtsspezifischen Deutungsmustern. Je nach Präferenz für bestimmte Sozialstrukturmodelle können hier vielfältige Formen sozialer Kontextualisierung differenziert werden.
c) In der Folge lassen sich im Forschungsprozess solche sozialen Deutungsmuster über Versuche einer verdichtendem und sodann typisierendem Vorgehensweise der Derivationen analytisch rekonstruieren.

663 Dazu in Bögelein N & Vetter N (2019) Der Deutungsmusteransatz. Juventa in Beltz, Weinheim-Basel.

664 Dazu auch Gloy K (2009) Kollektives und individuelles Bewußtsein. Fink, Paderborn.

665 Lepenies W (2002)Die drei Kulturen. Soziologie zwischen Literatur und Wissenschaft. 3. Aufl. Fischer, Frankfurt am Main.

Da, wonach auszugehen ist, solche Sozialtypuseigenschaften den Individuen aber nicht vollständig bewusst sind, also nur »latent« verfügbar sind, müssen die Deutungsmuster erst rekonstruiert und dergestalt als »manifest« exploriert werden. Man geht im diesbezüglichen Forschungsprozess davon aus, dass diese Verstehbarkeiten immer dann erkennbar wird, wenn Akteure zur Begründung ihrer Handlungen, ihrer Handlungsorientierungen und den dazugehörigen Aktionen der Situationsdefinition in komplexen Sinn- und Motivzusammenhängen veranlasst werden.

d) Bedacht werden muss, dass sich kollektiv geteilte Deutungsmuster angesichts bestimmter Formen der intra-individuellen Bewältigung sozialen Wandels[666] und sozialer Konflikte herausbilden können, die von Mitgliedern verschiedener sozialer Milieus geteilt werden können. Hier könnten also Statusinkonsistenzen vorliegen. Milieuprägung ist eben kein Determinismus. Die jeweils, also je eigenen individuellen Ausprägungen, die nur wenige oder keine Übereinstimmung mit den Deutungen Dritter aufweisen, lassen aus Sicht der differentiellen Psychologie der Krisenbewältigung auf je eigene funktionale Adaptationsleistungen schließen. Daher kann im Forschungsprozess angenommen werden, dass die interessanten Muster eine interindividuelle Varianz aufweisen. Ist die diesbezügliche empirische Varianz sehr ausgeprägt und werden ferner verschiedene abweichende Derivationen wiederum von mehreren Personen geteilt, können im Diskursfeld konkurrierende Deutungsmuster konstatiert werden.
e) Die Habitushermeneutik[667] thematisiert kollektiv geteilte Deutungsmuster, m. E. im Sinne einer Habitushermeneutik, z. B. an verschiedenen Professionen. Das ist ja auch ein Thema in der rekonstruktiven Sozialforschung, wie sie hier diskutiert wird.
f) Die Theorie kollektiver Denkstile von Institutionen ist eine Habitushermeneutik von Organisationen: Die EU-Kommission[668] ist, nahe an Ludwig Flecks Theorem der kollektiven Denkstile orientiert, mit

666 Dazu auch Elven J (2020) Sozialer Wandel als Wandel sozialer Praxis. transcript, Bielefeld.

667 Vgl. etwa Balzer S (2019) Chamäleonkompetenz. Eine Studie in der pflegerischen Ausbildung. Mabuse, Frankfurt am Main.

668 Schulz-Nieswandt F (2013): Das Privatisierungs-Dispositiv der EU-Kommission. Duncker & Humblot, Berlin.

einer gewissen Evidenz als »epistemic community«[669] zu charakterisieren. Gerade dieses Beispiel verweist auf Fragen der Habitusformation, rekrutiert sich die Brüsseler Elite doch über spezifische Kanäle.

g) Deutungsmuster sind – was in der vorliegenden Abhandlung durchgängig betont wird – wandelbar. Die angesprochenen je eigenen individuellen Prozesse der funktional adaptiven Aneignung sozialer Deutungsmuster erfolgen einerseits in den formativen Sozialisationsprozessen, andererseits kontinuierlich in aktualisierenden Handlungsvollzügen und damit im Prozessverlauf der gesamten individuellen Lebensgeschichte. In der konkreten alltäglichen Handlungspraxis der Menschen in ihrer Sorgestruktur werden die Deutungsmuster immer wieder appliziert, aktualisiert und in diesem Zuge mitunter auch verändert, differenziert oder gar transformiert.

Dennoch resultieren Deutungsmuster aus tiefen Inskriptionen der Vergesellschaftung in die intra-individuellen Arbeitsapparate. Die Dispositive und die gourvernementalen Einschreibungen in das (methodologisch und theoretisch *de*-zentrierte) Subjekt, von denen Michel Foucault' Werk handelt, sind aber keine Determinismen. Und sie können nicht hinreichend etwa über statistische Faktorenanalysen und Differenzierungen der Faktorladungen abgebildet werden. Statistik *re*-konstruiert nicht das wirkliche Drama des Lebens, abstrahierende Kausalrelationen von Konstrukten als Elemente eines Strukturbildes sozialer Landschaften sind keine hinreichende Erzählungen über die sich in diesen Landschaften abspielenden Geschichten des Alltags.

***Zur Poetik der quantitativen Sozialforschung***: Stastistische Datenanalysen sind insofern eine spezielle Erzählform einer speziellen wissenschaftlichen Methodologie auf spezifischer wissenschaftstheoretischer Basis einer Erkenntnistheorie eines rekonstruktiven Realismus.

669 Mit Blick auf unterschiedliche Oganisationsformen und kulturellen Präferenzen in verschiedenen Zweigen der Naturwissenschaften als Kritik der These einheitlicher Wissenschaft als Wissenskultur vgl. Knorr Cetina K (2002) Wissenskulturen. Ein Vergleich naturwissenschaftlicher Wissensformen. 2. Aufl. Suhrkamp, Frankfurt am Main.

Ich habe daher argumentiert:

- Die entwicklungspsychologische Forschung, anthropologisch fundiert, lehrt uns die Plastizität des Menschen, seine Kreativität[670] (Platons Eros) ist ein »Magma« in ihm. Helmuth Plessner hat die berühmte Formel von der „exzentrischen Positionalität“ in die Welt gesetzt. Einerseits.
- Andererseits sind, um in einer Metapher[671] zu argumentieren, Deutungsmuster im Zuge einer Habitusformation keine Lichtschalter, die man beliebig *on/off* drehen oder drücken kann. So sind Lebensstile auch nicht wie Kleider abzulegen. Selbst Kleider sind oftmals tief verankert im symbolischen Ausdrucksverhalten von Menschen im Lichte des Ringens um ihre Identitätsbildungen.
- Und die These von der Biographiebastelei in der vergangenen Debatte um Selbstsozialisationen[672] (verknüpft mit einer fabulierenden Soziologie jenseits von Stand und Klasse) erinnert an die in der Philosophie kontroverse (postmoderne?) Idee von Jean-Paul Sartre, der Mensch würde sich frei entwerfen. Martin Heidegger hat vorher schon – ontologisch anders – von einem „geworfenen Entwurf“ gesprochen.

Vor diesem Hintergrund kristallisiert sich ein gewisser Konsenskern in der soziologischen Deutungsmusterforschung heraus. Vor eben diesem Hintergrund kann sodann ferner argumentiert werden: Diese soziologisch bedeutsame Fragestellung des geworfenen Entwurfs der Lebensführung wird bei Oevermann und Schütze nicht ausgeklammert. Doch gerade mit dieser Hinwendung zum Zusammenspiel von Freiheit und Schicksal gehört die Leidenschaft der tiefen Fallrekonstruktion. Aber ist es nicht zugleich dennoch relevant, Sozialcharaktertypen zu identifizieren? Gerade für die Pro-

670 Dazu auch Dalferth I u & Hunziker A (Hrsg) (2011) Seinkönnen. Der Mensch zwischen Möglichkeit und Wirklichkeit. Mohr Siebeck, Tübingen.

671 Krise J u. a. (2011) Metaphernanalyse. Ein rekonstruktiver Ansatz. VS, Wiesbaden.

672 Zinnecker J (2000)Selbstsozialisation - Essay über ein aktuelles Konzept. Zeitschrift für Soziologie der Erziehung und Sozialisation (20): 272–290.

fessionenforschung[673], für die sich die Oevermann und Schütze[674] interessieren, dürfte die Typenbildung wohl doch von fundamentaler Bedeutung sein. Bohnsack ist wie Oevermann von Bourdieu geprägt: Dann aber muss doch das Problem der Habitusformation[675] ein von sozialen Klassen und ihren Milieudifferenzierungen und Strukturierungsvektoren (Ethnie, Gender, Alter) Forschungsthema werden.

## *5. Themenkreis: Nonverbale Sprache*

Bei beiden Protogonisten *re*-konstruktiver Sozialforschung steht die Sprache[676] – auch hier hat u. a. Bourdieu Position bezogen[677] – im Mittelpunkt.[678] Bis zu einem gewissen Punkt ist dies auch ohne Zweifel voller Berechtigung. Über das klassische Organon-Modell[679] der Sprache hinaus[680] wird man philosophisch und anthropologisch argumentieren können, dass Sprache die (soziale[681]) Welt ist, in der der Mensch da ist, sein

---

673 Vgl. meine Zugänge u. a. in Schulz-Nieswandt F (2015) Gerontologische Pflegekultur: Zur Notwendigkeit eines Habituswandels. In Brandenburg H & Güther H (Hrsg) Gerontologische Pflege. Hogrefe, Bern: 305-318 sowie Schulz-Nieswandt F (2013) Transsektorale Integrationsversorgung als Problem des Gestaltwandels der Kultur professioneller Handlungsskripte - eine Mehr-Ebenen-Analyse. In Haller M, Meyer-Wolters H & Schulz-Nieswandt F (Hrsg) Alterswelt und institutionelle Strukturen. Königshausen & Neumann, Würzburg: 53-168.

674 Vgl. die Schriftenreihe von Schütze F u. a. (2006) Studien zur qualitativen Bildungs-, Beratungs- und Sozialforschung. Barbara Budrich, Opladen.

675 Schulz-Nieswandt F (2020) Digitalisierung der Selbsthilfe. Sozialrechtliche Fragen und ethische Dimensionen ihrer öffentlich-rechtlichen Förderung. Nomos, Baden-Baden: 69.

676 Vgl. auch Hörmann H (1978) Meinen und Verstehen. Grundzüge einer psychologischen Semantik. 5. Aufl. Suhrkamp, Frankfurt am Main.

677 Bourdieu P (2017) Sprache. Schriften zur Kultursoziologie I. Suhrkamp, Berlin.

678 Schütze F (1975) Sprache soziologisch gesehen. Bd. 1, Strategien sprachbezogenen Denkens innerhalb und im Umkreis der Soziologie. Fink, München; Schütze F (1975) Sprache soziologisch gesehen. Bd. 2, Sprache als Indikator für egalitäre und nicht-egalitäre Sozialbeziehungen. Fink, München.

679 Bühler K (1999) Sprachtheorie: Die Darstellungsfunktion der Sprache. 3. Aufl. G. Fischer, Stuttgart u. a. 1999.

680 Rossbach B (2001) Skizze einer semiotisch-linguistischen Theorie narrativer Texte. Zeitschrift für Dialektologie und Linguistik 68 (3): 308-325.

681 Schütze F (2016) Das Konzept der Sozialen Welt, Teil 1: Definition und historische Wurzeln. In Dick M u. a. (Hrsg) Handbuch Professionsentwicklung : 74-88; Das Konzept der Sozialen Welt, Teil 2: Theoretische Ausformung und Weiterentwicklung: 88-106, Klinkhardt, Bad Heilbrunn (UTB).

Dasein hat und seine Existenz führt. Dennoch gibt es mindestens zwei Aspekte, die zu beachten sind und uns über die reduktive Fixiertheit auf die (schriftliche wie mündliche[682]) Sprache im engeren Sinne hinausweisen und daher erweiterte Fragestellungen einer *re*-konstruktiven Hermeneutik aufwerfen: Einerseits geht es um das weite Feld der nonverbalen Sprache[683]; andererseits geht es um die Bildsprache, also um die Welt der Metaphern. Oevermann[684] hat sich durchaus diesem Themenkreis geöffnet.[685]

Nicht zuletzt infolge der Metaphorologie (nicht nur bei Hans Blumenberg[686]) in der Philosophie ist die Metaphernanalyse – auch in der »Arbeit[687] an der Wahrheit[688] des Mythos[689]« – zu einem wichtigen Feld der Hermeneutik geworden.[690] Man wird demnach mit Bezug auf die Kategorie der »Form«[691] über die sprachlichen Ausdrucksformen im engeren Sinne hinausgehen und auch die „Grundmuster visueller Kultur“[692] zum Gegenstand rekonstruktiver Hermeneutik in einer semiotischen Fundierung

682 Gülich E (2020) Mündliches Erzählen. Verfahren narrativer Rekonstruktion im Gespräch. De Gruyter, Berlin.

683 Vgl. auch Schröder D (2020) Bedeutung und Bedeutsamkeit. Philosophische Überlegungen zum Verhältnis von sprachlichem und nicht-sprachlichem Verstehen. mentis, Paderborn.

684 Oevermann U (2009) 'Get Closer'. Bildanalyse mit den Verfahren der objektiven Hermeneutik am Beispiel einer Google Earth-Werbung. In Döring J (Hrsg) Geo-Visiotype. Zur Werbegeschichte der Telekommunikation. (Massenmedien und Kommunikation). Siegen universi Universitätsverlag Siegen: 129–177.

685 Vgl. in Kraimer K (Hrsg) (2014) Aus Bildern lernen. Optionen einer sozialwissenschaftlichen Bild-Hermeneutik. Klaus Münstermann Verlag, Ibbenbüren. Vgl. aber auch: Müller M R u. a. (Hrsg) (2014) Grenzen der Bildinterpretation. Springer VS, Wiesbaden.

686 Haverkamp A & Mende D (Hrsg) (2009) Metaphorologie. Suhrkamp, Frankfurt am Main.

687 Blumenberg H (2006) Arbeit am Mythos. Suhrkamp, Frankfurt am Main.

688 Hübner K (1985) Die Wahrheit des Mythos. Beck, München.

689 Kuehs W (2015) Mythenweber. Soziales Handeln und Mythos. Springer VS, Wiesbaden.

690 Vgl. ferner Koschorke A (2013) Wahrheit und Erfindung. Grundzüge einer Allgemeinen Erzähltheorie. S. Fischer, Frankfurt am Main.

691 Burdorf D (2004) Poetik der Form. Eine Begriffs- und Problemgeschichte. Metzler, Stuttgart-Weimar.

692 Schug W (2011) Grundmuster visueller Kultur. Bildanalysen zur Ikonographie des Schmerzes. Vs, Wiesbaden.

machen müssen[693], ohne an dieser Stelle auf die Dynamik bildwissenschaftlicher Theoriebildung der letzten Jahre eingehen zu können.[694]

Mit dem Blick auf die Welt der Nonverbalität eröffnet sich das weite Gebiet der Körpersprache[695], also von Gestik[696] und Mimik und anderen atmosphärisch[697] relevanten performativen Sphären der expressiven Selbstinszenierung als feldtheoretisch[698] zu rekonstruierender Selbstaufstellung[699] (von Figuren[700]) im sozialen Raum[701]: Praktiken »korporaler Performanz«[702]. Dabei ist in allgemeiner anthropologischer Perspektive[703] auch die Analogie der verbalen Sprechakttheorie[704] (in der Wittgenstein-Austin-Searle-Tradition) zu einer »Ausdrucksakttheorie« nonverbalen Verhaltens zu konstatieren.[705] Auch der Tanz[706] – und somit die Musik als universale Sprache[707] – gehört bzw. gehören in diesen Kontext. Die Ausdehnung des Gegenstandes im Sinne von Textsorten geht weiter. Ich verweise nur noch

693 Breckner R (2010) Sozialtheorie des Bildes. Zur interpretativen Analyse von Bildern und Fotografien. transcript, Bielefeld.

694 Sachs-Hombach K (Hrsg) (2009) Bildtheorien. Anthropologische und kulturelle Grundlagen des Visualistic Turn. 3. Auf. Suhrkamp, Frankfurt am Main.

695 Gugutzer R (2015) Soziologie des Körpers, 5., vollst. überarb. Aufl., transcript, Bielefeld; Schroer M (Hrsg) (2005) Soziologie des Körpers. 3. Aufl. Suhrkamp, Frankfurt am Main.

696 Wulf Chr & Fischer-Lichte E (Hrsg) (2010) Gesten. Fink, München.

697 Böhme G (2013) Atmosphäre. Essays zur neuen Ästhetik. 3., erw. Aufl. Suhrkamp, Frankfurt am Main.

698 Stützle-Hebel M & Antons K (2017) Einführung in die Praxis der Feldtheorie. Carl-Auer-Verlag, Heidelberg.

699 König H-D (2019) Die Welt als Bühne mit doppeltem Boden. Tiefenhermeneutische Rekonstruktion kultureller Inszenierungen. Springer VS, Wiesbaden.

700 Heidbrink H & Leschke R (Hrsg) (2010) Formen der Figur. Figurenkonzepte in Künsten und Medien. UVK, Konstanz.

701 Vgl. auch Wulf Chr (2014) Bilder des Menschen. transcript, Bielefeld.

702 Böhler A u. a. (Hrsg) (2013) Korporale Performanz. transcript, Bielefeld.

703 Leach E (1978) Kultur und Kommunikation. Zur Logik symbolischer Zusammenhänge. Suhrkamp, Frankfurt am Main.

704 Hindelang G (2010) Einführung in die Sprechakttheorie. 5.,neu bearb. u. erw. Aufl. De Gruyter, Berlin; ferner Krämer S (2001) Sprache, Sprechakt, Kommunikation. Sprachtheoretische Positionen des 20. Jahrhunderts. 6. Aufl. Suhrkamp, Frankfurt am Main.

705 Vgl. auch Gehring P (2019) Über die Körperkraft von Sprache. Studien zum Sprechakt. Campus, Frankfurt am Main-New York.

706 Vietta E (1938) Der Tanz. Eine kleine Metaphysik. Societäts-Verlag, Frankfurt am Main.

707 Grüny, Chr (Hrsg) (2012) Musik und Sprache. Velbrück, Weilerswist.

auf die Hermeneutik der Architektur[708] als Ausdruck wie als Gehäuse der Lebenspraxis der Menschen. Gerade auch im Kontext ethnographischer[709] Methoden der Beobachtung[710] werden neue Formen der visuellen Analytik[711] z. B. mit Bezug auf eine Kamera-Ethnographie[712] diskutiert.[713] Mit epistemologischen Blick auf die Methoden der Kamera-Ethnographie wird man herausheben müssen, dass die Aufnahmen ja nicht als Beschreibung der Wirklichkeit zu verstehen sind. Die Kamera[714] wird ja geführt, Schnitt und Montage kommen hinzu: So wird soziale Wirklichkeit dergestalt erst generiert. Man schaue etwa auf den biographischen Dokumentarfilm.[715] Der Forschungsgegenstand wird so überhaupt erst sichtbar gemacht: Rezeption (keineswegs als passive Wahrnehmung [zum Zwecke einer naturalistischen Abbildung zu verstehen] zu begreifen) ist forschender Art. Die Kategorie der »Mimesis« meinte fast immer schon mehr als naive Wiederholung und somit Nachahmung. Zwischen Vorbild und Abbild schaltet sich als ein Zwischen-Effekt ein, der quasi als eine Heisenberg-Kreativitäts-Unschärfe zu verstehen ist. Eigentlich müssten wir hier im Kontext der Kunsttheorie der Moderne die Abstraktionstheorie von Wilhelm Worringer aufgreifen, um das Problem zu vertiefen. Ich lasse es aber bei dieser Andeutung.

---

708 Hahn A (2017) Architektur und Lebenspraxis. Für eine phänomenologisch-hermeneutische Architekturtheorie. transcript, Bielefeld; vgl. auch Delitz H (2010) Gebaute Gesellschaft. Architektur als Medium des Sozialen. Campus, Frankfurt am Main-New York.

709 Beer B (Hrsg) (2008) Methoden ethnologischer Feldforschung. 2., überarb. u. erw. Aufl. Reimer, Berlin; Breidenstein G u. a. (2015) Ethnografie. Die Praxis der Feldforschung. 2., aktual. Aufl. UVK (UTB), Konstanz; Harrison A K (2018) Ethnography. Oxford University Press, New York.

710 Martin E & Wawrinowski U (Hrsg) (2014) Beobachtungslehre. Theorie und Praxis reflektierter Beobachtung und Beurteilung. 6., akt. u. erw. Aufl. Juventa in Beltz, Weinheim; Weischer Chr & Gehrau V (2017) Die Beobachtung als Methode in der Soziologie. UVK (UTB), Konstanz.

711 Tuma R u. a. (2013) Videographie. Einführung in die interpretative Videoanalyse sozialer Situationen. Springer VS, Wiesbaden; ferner Moritz Chr & Corsten M (Hrsg) (2018) Handbuch Qualitative Videoanalyse. Springer VS, Wiesbaden.

712 Vgl. auch Lehn D v (2018) Ethnomethodologische Interaktionsanalysen. Videodaten analysieren und die Organisation von Handlungen darstellen. Juventa in Beltz, Weinheim-Basel.

713 Vgl. auch Brenner C (2014) Die Ethnologie und die Politik des Raums. Bedeutungsproduktion im ethnographischen Film. transcript, Bielefeld.

714 Mohn B E (2021) Kamera-Ethnographie. Ethnographische Forschung im Modus des Zeigens. Programmatik und Praxi. transcript, Bielefeld.

715 Herlo B (2018) Zwischen individuellem und biografischem Dokumentarfilm. transcript, Bielefeld.

Und noch ein Aspekt – oder besser: eine Dimension – soll angesprochen werden. Wenn Oevermann ebenso wie Schütze offen sind für Fragen des Unbewussten, so ist mit der strukturalen Psychoanalyse von Jacques Lacan (1901-1981)[716] daran zu erinnern, dass er diese innere Tiefenwelt des Menschen als Sprache fast[717].

716 Roudinesco E (1996) Jacques Lacan. Bericht über ein Leben, Geschichte eines Denksystems. Kiepenheuer & Witsch, Köln.
717 Lang H (1986) Die Sprache und das Unbewusste: Jacques Lacans Grundlegung der Psychoanalyse. Suhrkamp, Frankfurt am Main.

# VI. Strukturale Hermeneutik jenseits von intentionalen Kollektivitäten

Es geht mir nun, um einige ontologische Überlegungen zum Wirklichkeitsverständnis *re*-konstruktiver Sozialforschung. Weiter oben war bereits von einer Protosoziologie die Rede. Ich nutze diesen Begriff aber nicht im Rahmen einer Theoriegeschichte der eigentlichen Soziologie, der zeitlich noch uneigentliche Vorformen vorausgingen. Eher im Sinne einer Propädeutik, denn ohne ein anthropologisches Verständnis vom Menschen[718] (so, wie sich Schütze ja mit der philosophischen Anthropologie beschäftigte) und ohne ein ontologisches Verständnis von der Struktur der sozialen Wirklichkeit kann man keine Soziologie – auch keinen, wie Louis Althusser[719] meinte: Marxismus – betreiben. In der neueren soziologischen Literatur[720] gibt es einige Beiträge zu einer »sozialontologischen« Fundierung der Disziplin, um die Problematik der Ontologie[721] angemessen für ein fundamentales Vorverständnis der Gesellschaft zu rezipieren.[722]

Die immer noch aktuell bedeutsame, traditionsreiche ältere Idee des dialogischen Personalismus[723], die das Subjekt (als ein ICH) ontologisch vom »Anderen«[724] als ein DU her denkt und das ICH daher erst[725] (wie bei

718 Vgl. aber auch Oevermann U (2010) „Der Gegenbegriff zur Natur ist nicht Gesellschaft, sondern Kultur" (Interview) In Lichtblau K & Herrschaft F (Hrsg) Soziologie in Frankfurt. Eine Zwischenbilanz. VS Verlag, Wiesbaden: 369–406.

719 Sirmasac H (2019) Philosophische Distinktionen und wissenschaftliche Analytik nach Louis Althusser. Nomos, Baden-Baden.

720 Jansen L (2017) Gruppen und Institutionen. Eine Ontologie des Sozialen. Springer VS, Wiesbaden; Schmid H B & David P. Schweikard D P (Hrsg) (2009) Kollektive Intentionalität. Eine Debatte über die Grundlagen des Sozialen. 2. Aufl. Suhrkamp, Frankfurt am Main.

721 Urbich J & Zimmer J (Hrsg) (2020) Handbuch Ontologie. Metzler in Springer, Berlin.

722 Vgl. etwa auch Kriegler L (2019) Die Sozialontologie ökonomischer Kooperation. Metropolis, Marburg.

723 Eine größere Synthese wird darstellen: Schulz-Nieswandt F, Köstler, U & Mann K (2021) Kommunale Pflegepolitik. Eine Vision. Kohlhammer, Stuttgart.

724 Theunissen M (2020) Der Andere. Studien zur Sozialontologie der Gegenwart. (1965). De Gruyter, Berlin.

725 Dazu auch Prinz W (2013) Selbst im Spiegel. Die soziale Konstruktion von Subjektivität. Suhrkamp, Frankfurt am Main.

Lambert Wiesing[726]) im Modus der MICH-Erfahrung[727] versteht, steht vor dem Problem, wie es aus der klassischen Dyade der Dialogizität von Ich und Du zur Gesellschaft als der »generalisierte Dritte«[728] – also auch wiederum über die Idee des Mit-Seins[729] als System singulärer Pluralität bei Nancy[730] hinausschreitend und abseits (jedoch nicht entgegen) einer Ontologie der komplexen[731] »Prozessobjekte«[732] – kommt. Das ist das Problem, um dass sich Fragen der Emergenz[733] und der sozialen Entitäten[734] drehen. Wie ist also ein UNS und ein WIR möglich? Aber auch umgekehrt gefragt: Wie sollte ein ICH ohne die UNS-Erfahrung als eine WIR-Erfahrung möglich sein?

Mit Blick auf die protosoziologischen Fundamentalannahmen einer strukturalen Hermeneutik wird die „Eigenständigkeit des Sozialen“ auf der Grundlage einer „ontologischen Kritik des Individualismus“[735] aber tatsächlich bei aller Berechtigung der Kritik des methodologischen Individualismus davor zu schützen sein, in einem Holismus (nicht zu verwechseln mit dem ideologischen, weil im Kontext des inneren wie äußeren „Kalten Krieges“ bi-polar codierten Begriff des »methodologischen Kollektivismus«, als ob hier »Gierigen Institutionen«[736] das Wort geredet werden soll)[737] umzukippen. Es geht mir nicht um die Ideologie reiner Soziologie

---

726 Wiesing L (2009) Das Mich der Wahrnehmung: Eine Autopsie. Suhrkamp, Frankfurt am Main.

727 Joas H (1980) Praktische Intersubjektivität. Die Entwicklung des Werkes von George Herbert Mead. Suhrkamp, Frankfurt am Main.

728 Fischer J (2020) Der Dritte. Studien zur Sozialontologie. Velbrück, Weilerswist.

729 Vgl. auch Kolbe Chr & Dorra H (2020) Selbstsein und Mitsein. Existenzanalytische Grundlagen für Psychotherapie und Beratung. Psychosozial-Verlag, Gießen.

730 Nancy J-L (2018) Plurale Sozio-Ontologie und Staat. Nomos, Baden-Baden.

731 Mitchell S (2008) Komplexitäten. Warum wir erst anfangen, die Welt zu verstehen. 2. Aufl. Suhrkamp, Frankfurt am Main.

732 Falb D (2015) Kollektivitäten. Populationen und Netzwerk als Figurationen der Vielfalt. transcript, Bielfeld.

733 Greve J & Schnabel A (Hrsg) (2011) Emergenz. Zur Analyse und Erklärung komplexer Strukturen. Suhrkamp, Frankfurt am Main.

734 Vgl. auch in Schönrich G (Hrsg) (2005) Institutionen und ihre Ontologie. De Gruyter, Berlin.

735 Lohse S (2019) Die Eigenständigkeit des Sozialen. Zur ontologischen Kritik des Individualismus. Mohr Siebeck, Tübingen.

736 Coser L W (2015) Gierige Institutionen. Soziologische Studien über totales Engagement. Suhrkamp, Berlin.

737 Vgl. auch Schweikard D P (2011) Der Mythos der Singularitäten. Eine Untersuchung zur Struktur kollektiven Handelns. mentis, Paderborn.

reiner sozialer Tatsachen[738], konzipiert ohne die Kategorie des Foucault'schen *de*-zentrierten Subjekts, an der ja unbedingt und in einem bestimmten Sinne durchaus humanistisch festzuhalten bleibt[739], sondern es geht mir um die Synthese von Strukturalismus und Hermeneutik wie bei Bourdieu.

Ohne eine Theorie psychischer Arbeitsapparate kommt eine Soziologie nicht aus; dies gilt sodann eben auch für Formen der Habitushermeneutik in der *re*-konstruktiven Sozialforschung. Nochmals: Denn Gesellschaft[740] ist eine Gesellschaft der figurativ verketteten Individuen (»conntectedness«-Theorem), die aber jeweils für sich als Individuum wiederum kulturell eingebettet sind (»embeddedness«-Theorem). Die als Soziologie sozialer Relationen gedachte Gesellschaft als (horizontale wie vertikale sowie im Sinne eines Fluchtpunktes: trans-generationelle[741]) Vernetzung der Individuen ist von der intra-individuellen Verankerung der Gesellschaft als Einschreibung der Gesellschaft in die Innenwelt der Individuen nicht zu trennen.

Soziale Tatsachen sind keine Dinge, die funktional unabhängig von gesellschaftlichen Zuschreibungen von Bedeutungssinn – »C gilt als Y im Kontext C«[742] – begreifbar sind: Soziale Tatsachen sind nicht nur »da«, weil wir an sie glauben (ich nenne das einen »reinen Konstruktivismus«), aber zugleich »haben« wir sie nur für uns, weil wir an sie glauben: Ich nenne das einen »objektiven Konstruktivismus« angesichts des »Ding an sich«-Status objektiver Wirklichkeit.[743]

---

738 Bonß W (1982) Die Einübung des Tatsachenblicks. Zur Struktur und Veränderung empirischer Sozialforschung. Suhrkamp, Frankfurt am Main.

739 Prinz W (2013) Selbst im Spiegel. Die soziale Konstruktion von Subjektivität. Suhrkamp, Frankfurt am Main.

740 Goudsblom J (1979) Soziologie auf der Waagschale. Suhrkamp, Frankfurt am Main.

741 Auch Oevermann publizierte aus strukturaler Sicht zu dem Thema der Generationenbeziehungen. Vgl. auch Oevermann U (2001) Die Soziologie der Generationenbeziehungen und der historischen Generationen aus strukturalistischer Sicht und ihre Bedeutung für die Schulpädagogik. In Kramer R T u. a. (Hrsg) Pädagogische Generationsbeziehungen. Opladen: Leske und Budrich, Opladen: 78–126. Vgl. auch Schulz-Nieswandt F u. a. (2009) Generationenbeziehungen. Netzwerke zwischen Gabebereitschaft und Gegenseitigkeitsprinzip. LIT, Berlin.

742 Searle J R (201) Die Konstruktion der gesellschaftlichen Wirklichkeit. Zur Ontologie sozialer Tatsachen. 4. Aufl. Suhrkamp, Frankfurt am Main.

743 Searle J R (2017) Wie wir die soziale Welt machen. Die Struktur der menschlichen Zivilisation. Suhrkamp, Berlin.

Dass wir, mit Kant gedacht, das Ding an sich (*D-a-s*) im Modus der Erkenntnisformen (Wissenschaft, Kunst, Mythos und Religion) nie haben, sondern nur eine Form der symbolischen[744] Repräsentation (*sR*), bedeutet, dass wir sowohl in den Naturwissenschaften als auch in der Sozialforschung, und hier auch in der hermeneutischen Methodologie der *re*-konstruktiven Interpretation, nur objektivierte (z. B. inter-subjektiv validierte) Approximationen (*oA*) von der Welt (*W*) haben, also nur W*:

$$W^* \neq W, \textit{jedoch } W^* \approx W = f\,(\textit{oA als SR [D-a-s]}).$$

Eine noch so empathische Hermeneutik führt nie zur Identität von Subjekt (Ego) und Objekt (Ausdrucksformen und Ausdrucksmaterial von Alter Ego), weil die Leiblichkeit von Ego (*LvE*) und die Leiblichkeit von Alter Ego (*LvAE*) getrennt bleiben:

$$\textit{LvE} \rightarrow \textit{verstehen} \rightarrow /\,\textit{sR als oA}\,/ \leftarrow \textit{Ausdrücken} \leftarrow \textit{LvAE}.$$

Die Mitte ist */sR als oA/* als dialogischer Zwischenraum, ontologisch zwingend und folglich unvermeidbar, im Optimum des hermeneutischen Zirkels *re*-konstruktiver Logik strukturaler Hermeneutik eine Zone des Verstehens als ein relatives Nicht-Verstehen ein hybrides Gebilde zwischen Begrenzung und Grenzüberschreitung.[745] Es bestätigt sich die Einsicht aus dem Symposium von Platon, wonach Liebe niemals die Rückkehr in die Einheit ist, sondern im fragilen Optimum ein gelungenes Eins-Sein im Getrenntsein. Das ist eine ontogenetisch erfahrbare Resultante der phylogenetischen Entwicklung der Bewusstseinsstrukturen des Menschen.

Wenn Tatsachen geschaffen werden, also einem Konstruktionsprozess als Genese unterliegen, so wird im Begriff der „vollendeten Tatsachen“[746] mitunter genau diese Dialektik deutlich: Tatsachen sind immer nur im Modus einer konstruktiven Erkenntnis, so dass sie im Moment ihrer Erzeugung aktivierbar und nutzbar sind. Aber sie sind da, weil man sie erfährt als vollendete (fertige) Tatsachen, vor denen man steht. Theoriegeschichtlich könnte man sich an die Kategorie des »objektiven Geistes« erin-

744 Dazu auch Jung M (2017) Symbolische Verkörperung. Die Lebendigkeit des Sinns. Mohr Siebeck, Tübingen.

745 Puntel L B (2011) Sinn und Nicht-Sinn. Das Verstehen des Menschen. Mohr Siebeck, Tübingen. Vgl. ferner Benedikt M & Bäumer A (Hrsg) (1992) Gelehrtenrepublik - Lebenswelt. Edmund Husserl und Alfred Schütz in der Krise der phänomenologischen Bewegung. Passagen, Wien.

746 Xylander Ch & Nordmann A (Hrsg) (2021) Vollendete Tatsachen. Vom endgültig Vorläufigen und vorläufig Endgültigen in der Wissenschaft. transcript, Bielefeld.

nert fühlen: Er ist als Objektivation objektivierter Geist des Subjekts des Miteinanders der Subjekte im geschichtlichen Schöpfungsprozess (damit in der Tradition auch des Denkens von Hegel[747] und Marx stehend, differenzierend ausgearbeitet sodann u a. bei Hartmann[748]), aber er ist erst objektivierter Geist, wenn er für die Subjekte da ist, da ist als Kultur, als institutionelle Welt, als geschichtliches Setting, in der der Mensch eingestellt »ist«. Dilthey: „Diese Manifestationen des Lebens, wie sie in der Außenwelt dem Verständnis sich darstellen, sind gleichsam eingebettet in den Zusammenhang der Natur. Immer umgibt uns diese große äußere Wirklichkeit des Geistes. Sie ist eine Realisierung des Geistes in der Sinnenwelt vom flüchtigen Ausdruck bis zur jahrhundertelangen Herrschaft einer Verfassung oder eines Rechtsbuchs. Jede einzelne Lebensäußerung repräsentiert im Reich dieses objektiven Geistes ein Gemeinsames. Jedes Wort, jeder Satz, jede Gebärde oder Höflichkeitsformel, jedes Kunstwerk und jede historische Tat sind nur verständlich, weil eine Gemeinsamkeit den sich in ihnen Äußernden mit dem Verstehenden verbindet; der einzelne erlebt, denkt und handelt stets in einer Sphäre von Gemeinsamkeit, und nur in einer solchen versteht er."[749]

*Exkurs: Re-Konstruktion statt Konstruktivismus*

Diese Ausführungen sind auch deshalb wichtig, weil ein radikaler, weil reiner Sozialkonstruktivismus nicht nur zirkulär ist und letztendlich zu der diagnostischen Frage psychiatrischer Art führt, ob wir selbst überhaupt da sind. An der berühmten „Sokol-Affäre"[750] kommt man nicht vorbei. Natürlich gibt es die Welt des objektiven Geistes, in der jedes erkennende Subjekt eingestellt ist, dessen Einschreibungen er ausgesetzt ist, um als beschriebene Wachstafel die Welt zu konstruieren. Das ist das epistemologische Minimum, das auch postmoderne Theorien dem Marx'schen Denken akzeptierend zugestehen müssen. Man wird sich hierbei auch klar machen müssen, dass auf der Grundlage eines radikalen Konstruktivismus postmo-

---

747 Bei Hegel steht der objektive Geist zwischen dem subjektiven und dem absoluten Geist. Er verkörpert hier die für uns relevante Sphäre von Moralität und Sittlichkeit, Recht und Staat.

748 Hartmann N (1962) Das Problem des geistigen Seins. Untersuchungen zur Grundlegung der Geschichtsphilosophie und der Geisteswissenschaften. (2. Aufl. 1949). De Gruyter, Berlin.

749 Wilhelm Dilthey W (1970) Der Aufbau der geschichtlichen Welt in den Geisteswissenschaften. Suhrkamp, Frankfurt am Main: 177.

750 Sokol A & Brimont J (1999) Eleganter Unsinn. Wie die Denker der Postmoderne die Wissenschaften mißbrauchen. Beck, München.

derner Theorie eine Gesellschaftskritik schwierig wird: Gesellschaftskritik und Werterelativismus sind nicht oder nur kaum passungsfähig. Eine Skalierung der Welt aus dem Geist des Nihilismus ist nicht möglich. Eine Kritik der sozialen Wirklichkeit des in der Geschichte eingestellten Subjekts schließt jedoch gerade die existenzial erzwungene Freiheit einer Stellungnahme zur Welt nicht aus, sondern ist ihr Ausdruck: Der Mensch ist in seinem Käfig gefangen und zugleich im Sinne einer individuellen wie kollektiven Selbsttranszendenz befähigt zum Ausbruch. Der Differenz zwischen Marx, Heidegger und Sartre muss nochmals neu in Erinnerung gebracht werden: Ob der Akt des Selbstentwurfs dem Sein voran geht oder das Sein den Akt prägt, ist eine falsch eingestellte Sicht auf das Problem: Die Kamera-Führung und die Ausleuchtung des Raums ist zu problematisieren, wenn die gestellte Frage entfaltet werden soll: *dynamis* und *entelecheia* stehen in einer zirkulären Struktur zueinander.

Das Thema hat natürlich viel größere Diskursausdehnungen, wenn ich etwa an den sog. »Neuen Realismus«[751] oder an den »Agentiellen Realismus«[752] bzw. des „Neuen Materialismus“ denke. Ich meine, die Position einer strukturalen Hermeneutik muss z. T. (aber auch nur zum Teil, also nicht allumfänglich) nahe am sog. »Kritischen Realismus« sein, sofern er (quasi neo-kantianisch, wobei man das »Neo« diskutieren müsste mit Blick auf die Frage, wieviel Kantianismus dann noch gegeben ist) sich sodann wiederum in sozialtechnologischer Hinsicht nicht paart mit dem Kritischen Rationalismus[753] (der Reformtechnokratie der Sozialdemokratie der 1970er Jahre). Ich bleibe dabei: Wissenschaft ist *re*-konstruktive Konstruktion: Wissenschaft ist methodisch kontrollierte Theorie über die Welt, ohne mit ihr identisch zu sein. Rorty's Neo-Pragmatismus[754] könnte hier ein Auswahlkriterium im Theorienvergleich sein. Wissenschaft ist aber auch Teil dieser Objekt-Welt. Insofern kann sie trotz ihrer Methodologie nicht vollständig anders sein als die Methodologie des Alltagsmenschen. Der Mensch wie die Wissenschaft vermessen die Wahrheit ihrer Theorien und Hypothesen nach der Brauchbarkeit, die Probleme der Welt zu bewälti-

751 Gabriel M (2014) Der Neue Realismus. 3. Aufl. Suhrkamp, Frankfurt am Main.

752 Barad K (2012) Agentieller Realismus. 3. Aufl. Suhrkamp, Frankfurt am Main.

753 Niemann H-J (2006) Lexikon des Kritischen Rationalismus. Mohr Siebeck, Tübingen.

754 Rorty R (1991) Kontingenz, Ironie und Solidarität. 12. Aufl. Suhrkamp, Frankfurt am Main. Nicht eingehen möchte ich hier auf die pragmatistische Wende von Putnam seit den 1980er Jahren. Dazu Raters M L & Willaschek M (Hrsg) (2002) Hilary Putnam und die Tradition des Pragmatismus. Suhrkamp, Frankfurt am Main.

gen. Man könnte auch sagen, die vorliegende Abhandlung ordne sich im Spektrum einer „postanalytischen" Philosophie[755] von Wahrheit und Erkenntnis ein. Aber dieses Spektrum ist ebenso breit gefächert und ist nicht so eindeutig, wie man es wohl haben möchte. Wie überall im Leben sind die Übergänge eher fließend.

Zurück aus dem Exkurs, dabei einige Konsequenzen ziehend. Vielleicht macht es nämlich dennoch Sinn, die Differenz von Alltagebene und die Wissenschaft nicht vollständig zu leugnen. Das spiegelt zum Teil die Unterscheidung von Wissensformen (»Spielarten von Wissen«) bei Donald Davidson: „subjektiv, intersubjektiv, objektiv" wider.[756] Die Wissenschaft hat zu ihrer methodologischen Selbstreflexion ihrer Methoden die Erkenntnis- und Wissenschaftstheorie ausgebildet und ferner die historische Epistemologie, um epochale Weltbilder auch in der Metafundierung der Wissenschaften zu erkennen.[757] Auch der Alltagsmensch kann sich selbst reflektieren, eventuell in der (psychoanalytischen) Therapie. Dabei kann er die Vergesellschaftung seiner Subjektivität zum Gegenstand der Reflexion machen. Die nachfolgenden Bemerkungen gehören vor diesem Hintergrund zu Objekttheorie der Welt sozialer Praktiken. Was könnte gemeint sein?

Meine konstruktivistische Seele geht nicht radikal so weit, die »Dinge an sich« zu leugnen. Einerseits. Andererseits sehe ich auch nicht das transzendentale Subjekt cartesianisch am Werk. Ich orientiere mich einmal nahe an Hans Lenk[758]: Wir haben die Welt – die es objektiv eben gibt – immer nur im Modus von Interpretationen[759]. Das ist wiederum kein »Kognitivismus«.[760] Natürlich (ich glaube mich zu erinnern, dass Friedrich Engels das einmal so formulierte) geht alles durch den Kopf. Aber dann muss da ja

755 Schnädelbach H (2004) Analytische und postanalytische Philosophie. 2. Aufl. Suhrkamp, Frankfurt am Main.

756 Davidson D (2013) Subjektiv, intersubjektiv, objektiv. Suhrkamp, Frankfurt am Main.

757 Dau auch Tulatz K (2018) Epistemologie als Reflexion wissenschaftlicher Praxen. transcript, Bielefeld.

758 Lenk H (1993) Interpretationskonstrukte. Suhrkamp, Frankfurt am Main.

759 Kurz G (2020) Hermeneutische Künste. Die Praxis der Interpretation. 2. Aufl. Metzler in Springer, Berlin.

760 Immerhin: Im Gegensatz zum Behaviorismus wird das menschliche Verhalten als Handeln im Kognitivismus nicht durch Umweltbedingungen im »Da-Draußen«, sondern über kognitive Prozesse im Inneren erklärt. Der Gegenstand der Forschung ist daher das Ganze der Dynamik der „inneren" Prozesse des Menschen: also die Art und Weise, wie Menschen – aber aus meiner Sicht nicht im Sinne trivialer Maschinen – die Welt, in der sie stehen, aufnehmen, verarbeiten,

etwas sein, was quasi vom Außen nach Innen durch den Kopf geht. Und somit sind wir wieder bei Lacan und der Einschreibung bzw. bei der »Anrufung des Anderen«. Und jetzt kommt für mich der zentrale post-strukturale Punkt der „Sicht der Dinge": Diese Interpretationen sind schematisch (Schemata-codiert[761]) nicht »unbedingt«, sondern geschichtlich und somit kulturell mit Blick auf die Vergesellschaftung bedingt. Es gibt immer nur das im historischen Kontext vergesellschaftete transzendentale (also kreative), aber dennoch nicht[762] cartesianische

»S → O«

Subjekt. Realismus ist aber hier eine schwierige Kategorie. Es geht nicht um Naivität (als Variante des [schaurig-schönen, also numinosen] Animismus der Kinder). Darüber gibt es breit aufgestellte Bibliotheken. Es geht nicht um einen Objektivismus als Dominanz des Objekts vor dem Subjekt:

»O → (meint: >) S«.

Es geht um das – wie immer man es fassen will – transzendentale, kreative, schöpferisch erotische, transgressive, ekstatische, dionysische Subjekt, das dennoch und überhaupt in methodologischer Hinsicht »*de*-zentriert«, eben vergesellschaftet ist, denn nur das konkrete (geschichtliche) Subjekt existiert und »ex-sistiert«. Von „aktiver Passivität des Subjekts" ist dort die Rede, wo eine „dynamische Erfahrung" zum Ausgangspunkt des Verständnisses des Geschehens gemacht wird[763], dort, wo das Subjekt in kreativer Weise reflexiv offen ist zum Empfangen der Einschreibungen der Kultur des Sozialen, von dem hier die Rede ist.

Die dionysische Sprungelastizität mag – durchaus als ein Argument einer »Posthermeneutik« – den richtigen Punkt der Epiphanietheorie der neueren Philosophie der Präsenz[764] aufgreifen; aber aus dem Nichts kann nichts entstehen. Auch die auratische Expressivität epiphaner Überra-

---

verstehen und sodann erinnern. Vgl. auch Engel A K & Gold P (Hrsg) (1998) Der Mensch in der Perspektive der Kognitionswissenschaften. 2. Aufl. Suhrkamp, Frankfurt am Main.

761 Vgl. auch Schütze F (2013) Alltägliche Kategorisierungs-, Typisierungs- und Klassifikationstätigkeit der Ärzte als abgekürzte professionelle Erkenntnis- und Vermittlungszuwendung. In Herzberg H & Seltrecht A (Hrsg) Der soziale Körper. Barbara Budrich, Opladen: 227-290.

762 Dreyfus H & Taylor Ch (2016) Die Wiedergewinnung des Realismus. Suhrkamp, Berlin.

763 Sandru A R (2021) Übermaß und Widerstand. Zum Begriff der dynamischen Erfahrung. Metzler in Springer, Berlin.

764 Gumbrecht H U (2012) Präsenz. 3. Aufl. Suhrkamp, Frankfurt am Main.

schungen im Moment eben der Epiphanie als Ereignis hat ihre genetische Kontextualität.[765] Die Annahme einer Unbedingtheit würde uns unmittelbar in eine Theologie des unbewegten Bewegers führen. Doch selbst die Theologie ist hierbei nicht „Diesseits der Hermeneutik"[766], da im Zuge des anthropomorphen Kerns der Theologie, also dort, wo das »Heilige«[767] als das »Numinose« personal und zugleich als »das Ganz Andere« gedacht wird, eine (mitunter metaphorologisch konzipierte) Hermeneutik der Motive des Herrn[768] in seiner Königsprädikation als Hirte seiner Herde[769] betrieben wird.

Die philosophische Anthropologie hat uns gelehrt: Das Tier fristet seine Existenz, der personale[770] Mensch (gegenüber anderen Säugetiere charakterisiert durch eine innere Strukturschichtung[771] von Geist, Seele und Körper) muss sein Dasein führen. Daher lässt sich immer ein Sinnzusammenhang *re*-konstruieren, auch dann, wenn es um Sinnlosigkeit geht. Die Welt ist eben „sinnstrukturiert"[772]. Selbst eine Sinnleere des Menschen muss aus den biographischen Ablagerungen der jeweiligen sozialen Verhältnisse der Epoche heraus verstanden werden. Diese Sicht war ja ein zentrales, konstitutives Element des Denkens der Ästhetischen Theorie von Adorno.[773]

---

765 Mersch D (2002) Ereignis und Aura. Untersuchungen zu einer Ästhetik des Performativen. Suhrkamp, Frankfurt am Main.

766 Gumbrecht H U (2004) Diesseits der Hermeneutik. Über die Produktion von Präsenz. Suhrkamp, Frankfurt am Main.

767 Otto R (1997) Das Heilige. Beck, München.

768 Lang B (2002) Jahwe, der biblische Gott. Ein Porträt. Beck, München 2002; Guardini R (1948) Der Herr. Betrachtungen über die Person und das Leben Jesu Christi. Pattloch Verlag, Aschaffenburg.

769 Hunziger-Rodewald R (2001) Hirt und Herde. Ein Beitrag zum alttestamentlichen Gottesverständnis. Kohlhammer, Stuttgart; Jungbluth R (2011) Im Himmel wie auf Erden. Dimensionen von Königsherrschaft im Alten Testament. Kohlhammer, Stuttgart; Oswald W (2009) Staatstheorie im Alten Testament. Kohlhammer, Stuttgart.

770 Vetter A (1966) Personale Anthropologie. Alber, Freiburg i. Br.-München.

771 Rothacker E (1952) Die Schichten der Persönlichkeit. 5., durchges. Aufl. Bouvier, Bonn; Lersch P (1941) Der Aufbau des Charakters. 2., überarb. u. erw. Aufl. Barth, Leipzig; Lersch P (1970) Aufbau der Person. 11. Aufl. Barth, München.

772 Oevermann U (2013) Objektive Hermeneutik als Methodologie der Erfahrungswissenschaften von der sinnstrukturierten Welt. In Langer Ph C u. a. (Hrsg) Reflexive Wissensproduktion. Anregungen zu einem kritischen Methodenverständnis in qualitativer Forschung. Springer VS, Wiesbaden: 69–98.

773 Adorno Th W (1974) Ästhetische Theorie. 2. Aufl. Suhrkamp, Frankfurt am Main.

Oevermann[774] hat Ähnliches mit Blick auf die Abduktion im Rahmen der Forschungsperspektive eines genetischen Strukturalismus thematisiert.

Strukturalismus ist ein schwer überschaubarer Sammelbegriff für Forschungsprogramme und Methodologien sowie Methoden, die die Strukturen und Beziehungsgefüge (Relationen) in weitgehend oftmals unbewusst funktionierenden Mechanismen kultureller Systeme als Ordnungen von Symbolsystemen verstehen wollen. Eine Rezeption von Lucien Goldmann kann hier klärend weiterhelfen, weil Goldmann einen Ansatz entfaltete, der als »genetischer Strukturalismus« bezeichnet wurde. Das passt zu unserer Aufgabe der Diskussion der Erzählungen von Oevermann und Schütz, denn Goldmann geht es um die Klärung der Beziehungen zwischen der literarischen Schöpfung einerseits und andererseits dem sozialen Lebensverlauf, auf die »eingestellt bezogen« die Erzählungen sind. Ein solcher genetischer Strukturalismus geht von der Idee aus, dass das menschliche Verhalten (dem Sinne des ethnomethodologischen *WIE* ähnlich) ein Versuch ist, auf die krisenhafte Situation als Entwicklungsaufgaben im Lebenslauf eine sinnvolle Antwort als Bewältigungsstrategie zu geben.

Dadurch könnte daseinsthematisch eine (vorläufige) Art von »Gleichgewicht« (m. E. im Sinne der Psychodynamik der Ordnung des personalen Erlebniserfahrungsgeschehens) zwischen dem Subjekt der Handlung und der Welt, in der das Subjekt eingestellt ist und als Objekt im Sinne der Umgebung erlebt wird, erzielt werden.[775] Und weiter: Eine Struktur in ihrer grundlegend verstehbaren Form liegt nach Goldmann dann und dergestalt vor, wenn die Elemente in einer »Totalität« – hier nahe an einem der methodischen Bauelemente der Methodologie von Oevermann – verbunden sind. Goldmann versteht im Gegensatz zum ontologischen Strukturalismus unter Struktur keine universalistisches kulturarchetypisches und daher ahistorisches Phänomen, das sich in der Geschichte immer wieder neu (hier: in Erzählungen) manifestiert. Die einzelnen Elemente fügen sich in der Totalität des Gefüges, das als Struktur bezeichnet wird, funktional zu einer inneren Kohärenz, so dass von einer »sinnvollen Struktur« gesprochen werden kann. Dies kennen wir vor allem auch aus der daseins-

774 Oevermann U (1991) Genetischer Strukturalismus und das sozialwissenschaftliche Problem der Erklärung des Neuen. In Müller-Doohm St (Hrsg) Jenseits der Utopie. Theoriekritik der Gegenwart. Suhrkamp, Frankfurt am Main: 267-336.

775 Goldmann L (1984) Soziologie des modernen Romans. Suhrkamp, Frankfurt am Main.

thematischen Erinnerungsarbeit[776] in autobiographischen Erzählungen im höheren Alter, Erzählweisen, die von einem inneren Kohärenzzwang geprägt sind. Diese Kriterien seien zugleich die essentiellen Bedingungen einer Struktur.

Der innere Kohärenzzwang von Erzählungen verweist uns nun nochmals auf das Problem der doppelten Wahrheit. Es geht um die empirische Wahrheit, wie denn alles gewesen sei. Aber es geht auch um die normative Wahrheit, wie es denn eigentlich hätten sein können im Sinne eines gelingenden Daseins.[777] Der Mensch kann es so schaffen, dass das Dasein erträglich wird und er wieder den Mut schöpft, weiterzuleben.[778] Aus der Differenz resultieren das Leiden an der Daseinsverfehlung und die Melancholie als Haltung der rückblickenden Bewältigung, die auch zur depressiven Grundgestimmtheit umkippen kann. Die sinnvolle Struktur ist daher ein Treiber, ein Motor der Erzählweise, aber auch das Ziel, auf die Menschen in ihrer gesellschaftlichen Form als ein Noch-Nicht in der Geschichte hin strebt. Es geht[779] um die Hoffnung auf eine Erfüllung des Traumes von einem sozialen Miteinander aus der Gewährleistung der Würde »Aller« heraus, als ein Miteinander der Freiheit im solidarischen Miteinander, damit im Frieden.[780]

776 Ehret S (2009) Ich werde wieder lebendig. Personale Geschehensordnung und Daseinsthematische Begleitung bei Menschen mit Demenz. Saarbrücken: Süd-Westdeutscher Verlag für Hochschulschriften.

777 Vgl. auch Löw-Beer M (1990) Selbsttäuschung. Philosophische Analyse eines psychischen Phänomens. Karl Alber, Freiburg i. Br.-München.

778 Geiger Th (1968) Ideologie und Wahrheit. Eine soziologische Kritik des Denkens. 2. Aufl. Luchterhand, Neuwied-Berlin: 84.

779 Vgl. auch in Schulz-Nieswandt F (2020) Gemeinwirtschaft und Gemeinwohl. Nomos, Baden-Baden.

780 Goldmann L (1966) Dialektische Untersuchungen. Luchterhand, Neuwied; Braun H (1975) Marxist sein heißt, an die immanente Zukunft glauben. Philosophisches Jahrbuch 82: 433–442.

# VII. Lebensformen zwischen Hermeneutik und Strukturalismus

Der Begriff der »Lebensform« war weiter oben schon einmal gefallen. Ich entlehne ihn jetzt aus den kontrovers rezipierten[781] »Philosophische(n) Untersuchungen«[782] von Ludwig Wittgenstein.[783] Folge ich (vor allem angesichts der komplexen kontrastreichen Streitkultur in der Rezeption von Wittgenstein) Gebauer[784], so ist das Spätwerk von Wittgenstein im Vergleich zu Haltung der Weltabgewandtheit seines Frühwerkes von einer Haltung der Weltzugewandtheit geprägt. Neigte sein Frühwerk zum Minimalismus in der Frage, was an sinnvoll überhaupt über die Welt ausgesagt werden kann, so geht seine Philosophie im Spätwerk den Weg des tieferen Verstehens der sozialen Praxis der Menschen.

Ich verstehe diesen Begriff der Lebensform, nahe am Begriff der »Lebenswelt«, als das Gefüge der sozialen Praktiken, die als eine Ordnung von Regeln[785] den Menschen als Selbstverständlichkeit vorgegeben ist und als solche den Menschen in ihrer Daseinsführung eine Form geben. Die Form generiert uns nun die Herausforderung einer Hermeneutik dieser Daseinsführung. Die Lebensform verweist uns einerseits auf die Sprache als Organ des Individuums wie auch[786] andererseits – mich an das transzendentalpragmatische Theorem vom »Apriori der Kommunikationsgemeinschaft«[787] erinnernd, aber eher im Prisma der Philosophie von Karl Jas-

---

781 Roser A & Lütterfeds W (Hrsg) (1999) Der Konflikt der Lebensformen in Wittgensteins Philosophie der Sprache. 2. Aufl. Suhrkamp, Frankfurt am Main; Denker Chr (Hrsg) (2009) Lebensform Wittgenstein. Bilder und Begriffe. Passagen, Wien; Volbers J (2009) Selbsterkenntnis und Lebensform. transcript, Bielefeld.

782 Davogny E v (2019) Wittgensteins „Philosophische Untersuchungen“. Ein Kommentar für Leser. 3. Aufl. Klostermann, Frankfurt am Main.

783 Majetschak St (2019) Wittgenstein und die Folgen. Metzler in Springer, Berlin.

784 Gnauer G (2009) Wittgensteins anthropologisches Denken. Beck, München.

785 Kripke S A (2006) Wittgenstein über Regeln und Privatsprache. 3. Aufl. Suhrkamp, Frankfurt am Main.

786 Grewendorf G (1995) Sprache als Organ, Sprache als Lebensform. Suhrkamp, Frankfurt am Main.

787 Apel K O (1999) Transformation der Philosophie. Band II: Das Apriori der Kommunikationsgemeinschaft. 7. Aufl. Suhrkamp, Frankfurt am Main.

pers[788] rezipierend – auf die Kommunikationswelt der intersubjektiven Sprachspiele des Miteinanders.[789]

Die Kategorie der Lebensformen bezieht auch auf Prozesse des nicht nur (phänomenologisch gesehen) geistigen, sondern auf das in einem breiten pragmatischen Sinne haptischen Tun der Menschen. Dabei betone ich dennoch die Differenz[790] zwischen Pragmatismus und der Theorie sozialer Praktiken insb. im Sinne von Bourdieu. Der entscheidende Punkt in der Sichtung der Differenz ist die Frage, was unter einer »konstitutiven Sozialität des Handelns« im Pragmatismus genau gemeint ist. Davon hängt die Frage ab, inwieweit die thematisierten Mechanismen der Logik eines genetischen Strukturalismus *de*-zentrierter Subjekte folgen, denn nicht soziale Interaktionen sind generativ, sondern die kulturelle Einschreibung sozialer Codes in die Interaktionsprozesse vergesellschafteter Subjekte, die diese Interaktionen eingehen und betreiben. Erst dann wird verständlich, wo die Differenz strukturaler Hermeneutik zur Logik pragmatistischer Sozialforschung[791] begründet liegt.

Es geht also nicht darum, dass in einem vom frühen Husserl geprägten phänomenologischen Sinne das Subjekt seine eigene Lebenswelt im geistigen Tun konstituiert, sondern es geht um die Praxis, also um ein konkretes praktisches Tun, das in sozialen Interaktionen soziale Wirklichkeit konstituiert. Die Differenz des Pragmatismus zur strukturalen Hermeneutik dieser Prozesse liegt wiederum und nach wie vor in der epistemisch fundamentalen und damit methodologisch prägenden Berücksichtigung der Vergesellschaftsprozesse dieses konstitutiven Subjekts: Ja, die Menschen (allerdings hier explizit als Plural formuliert) »machen« die Geschichte, wie es Karl Marx schrieb. Versteht man das marxistische Verständnis von Totalität richtig und die berühmte Basis-Überbau-Theorie nicht strukturell vereinfacht falsch, so meint das »Machen« weder nur »techne« und somit den Mythos des *homo faber* als moderne Variation des Prometheus und seiner Dynamik der Produktivkräfte noch nur die politische Polis der »praxis« des *homo politicus* als Kommunikationsgemeinschaft im Raum der Agora und auch ebenso nicht nur als Ökonomismus der Warenproduktion

788 Vgl. Jaspers K (1956) Philosophie. II. Existenzerhellung. 3. Aufl. Springer, Berlin.

789 Savigny E v (1996) Der Mensch als Mitmensch. Wittgensteins philosophische Untersuuchungen. dtv, München.

790 Dietz H, Nungesser F & Pettenkofer A (Hrsg) (2017) Pragmatismus und Theorien sozialer Praktiken. Campus, Frankfurt am Main-New York.

791 Dazu Petersen F, Seeliger M & Brunkhorst H (Hrsg) (2021) Pragmatistische Sozialforschung. Metzler in Springer, Berlin.

als Produktionsweise wie nur als ein philosophisches oder alltägliches Denken der Welt. Alle Dimensionen sind vielmehr komplex auch in speziellen Feldern[792] zusammengedacht: Alltag wird in einer komplexen Totalität der „Alltagswerkstatt“ generiert.

Da die Lebensform aber eine Ordnung sozialer Praktiken ist, ist die Form aus ihrer Struktur (also aus dem regulativen System der Sprachspiele, die soziale Wirklichkeit erzeugen) heraus zu verstehen. Form ist hier in komplizierter Funktion zu verstehen: Sie ist nicht einfach ein passiver Ausdruck die Abbildung der Struktur der sozialen Praktiken, die sich hier eben diese Form gibt, sondern eine generative[793] Form, die die Struktur bildet.[794] Dazu gehört auch ein Verständnis vom Sprechen als Akte, die soziale Wirklichkeit schaffen. So schaffen auch Stadtpläne[795] Erzählungen, die Räume textualisieren.

---

792 Vgl. auch Mewes J S (2019) Alltagswerkstatt. Alltagsbefähigungspraktiken in der psychiatrischen Ergotherapie. transcript, Bielefeld.

793 Vgl. auch Brandner V (2020) Generative Bildarbeit. Zum transformativen Potenzial fotografischer Praxis. transcript, Bielefeld.

794 Ausher F (2015) Die Macht der Form. Versuch einer dynamischen Ontologie. transcript, Bielefeld.

795 Hölter A u. a. (Hrsg) (2009) Metropolen im Maßstab . Der Stadtplan als Matrix des Erzählens in Literatur, Film und Kunst. transcript, Bielefeld.

# VIII. Über die innere Verbundenheit von Hermeneutik und Ethik

Schon bei Schleiermacher[796] erwuchs wohl die Hermeneutik aus der Ethik. Die Normativität im Leben der Menschen ihrer Alltagspraxis kristallisiert sich aus der Hermeneutik der Reziprozität des Ausdrucksverstehens heraus, generiert dabei – Respekt setzt Verstehen voraus[797] – immer Fragen der Gerechtigkeit, eingebettet in Empathie und Liebe.[798]

Das soziale Miteinander[799] ist keine reine Lebenswelt, wie sie von Blumenberg[800] als in der Modernisierung verloren gegangen verstanden wird, sondern[801] infolge der Durchdringung von Wissenschaft und Technik – und hier bietet sich die Anknüpfung an das Theorem der »Kolonialisierung« von Habermas an[802] – ein hybrides Gebilde zwischen der Selbstverständlichkeit der Tradition[803] im Sinne der Vorgängigkeit der Welt als Folge der Geworfenheit des Menschen einerseits und andererseits der in der (relativen, weil nicht vollständig und endgültig ent-mythologisierten) »Entzauberung« der Welt[804], und dies infolge der Modernisierung als Ra-

---

796 Scholtz G (1995) Ethik und Hermeneutik. Schleiermachers Grundlegung der Geisteswissenschaften. Suhrkamp, Frankfurt am Main.

797 Mührel E (2019) Verstehen und Achten: Professionelle Haltung als Grundlegung Sozialer Arbeit. 4. Aufl. Juventa in Beltz, Weinheim-Basel.

798 Instruktiv dazu: Schloßberger M (2019) Phänomenologie der Normativität. Schwabe, Basel.

799 Vgl. auch Gurwitsch A (2012) Die mitmenschlichen Begegnungen in der Milieuwelt. (Reprint). De Gruyter, Berlin.

800 Blumenberg H (2010) Theorie der Lebenswelt. Suhrkamp, Frankfurt am Main.

801 Waldenfels B (1994) In den Netzen der Lebenswelt. 2. Aufl. Suhrkamp, Frankfurt am Main.

802 Schulz-Nieswandt F (2019) Person - Selbsthilfe - Genossenschaft - Sozialversicherung - Neo-Korporatismus - Staat. Nomos, Baden-Baden.

803 Vgl. dazu auch Oevermann U (2005) Soziologische Überlegungen zum Prozeß der Tradierung und zur Funktion von Traditionen. In Larbig T & Wiedenhofer S (Hrsg) Kulturelle und religiöse Traditionen - Beiträge zu einer interdisziplinären Traditionstheorie und Traditionsanalyse. LIT, Münster: 11–36.

804 Lehmann H (2009) Die Entzauberung der Welt. Studien zu Themen von Max Weber. Wallstein, Göttingen.

tionalisierung der Welt[805] der jeweils entfalteten höheren ontogenetischen Stufen[806] moralischer und kognitiver Entwicklung[807]. Es handelt sich also folglich um das Problem der Loslösung aus der »Primodialität«[808], also der vorreflexiven Eingebundenheit in das Leben, wie es Geertz[809] in Anlehnung an Shils[810] verstand.

---

805 Vgl. hierzu auch Oevermann U (2012) Eine Ergänzung zur These der Modernisierungsblockaden im Islam. Sozialer Sinn. Zeitschrift für hermeneutische Sozialforschung: 215–255.

806 Oevermann U (1976) Piagets Bedeutung für die Soziologie. In Hommage à Jean Piaget zum achtzigsten Geburtstag. Klett, Stuttgart: 36–41. Dazu, zumal Schütze sich deutlich auch auf Norbert Elias bezieht: Oesterdiekhoff G W (2000) Zivilisation und Strukturgenese. Norbert Elias und Jean Piaget im Vergleich. Suhrkamp, Frankfurt am Main.

807 Dux G (1982) Die Logik der Weltbilder. Sinnstrukturen im Wandel der Geschichte. Suhrkamp, Frankfurt am Main; Dux G (2000) Historisch-genetische Theorie der Kultur. Velbrück, Weilerswist; Oesterdiekhoff G W (1997) Kulturelle Bedingungen kognitiver Entwicklung. Der strukturgenetische Ansatz in der Soziologie. Suhrkamp, Frankfurt am Main; ferner Psarros N u. a. (Hrsg) (2003) Die Entwicklung sozialer Wirklichkeit. Velbrück, Weilerswist.

808 Müller K E (1999) Die fünfte Dimension. Soziale Raumzeit und Geschichtsverständnis in primordialen Kulturen Wallstein, Göttingen.

809 Geertz C (2001) „Schicksalsbedrängnis“. Religion als Erfahrung, Sinn, Identität, Macht. Sinn und Form 53 (6): 742–760.

810 Shils E (2007) Tradition. (Reprint). University of Chicago Press, Chicago. Vgl. auch Schneider Th (2016) Der sakrale Kern moderner Ordnungen. Zur Entwicklung des Werkes von Edward S. Shils. wvb, Berlin.

# IX. »Metaphysik der Strukturen«, die die Phänomenologie »erdet« und die Hermeneutik »bindet«

Die beiden Erzählungen von Oevermann und Schütze, wenn man sie jeweils auf ihre innere Verlaufsstruktur, aber auch mit vergleichendem Blick rezipiert, bieten unterschiedlich tiefe Einblicke in die Lebensgeschichten beiden Protagonisten der Erzählungen. Es wird durchaus deutlich, wie sich beide Richtungen *re*-konstruktiver Hermeneutik in ihrer Entfaltung als Soziologie und Sozialforschung im etablierten Feld schmerzhaft freikämpfen mussten. Die universitäts- und institutsgeschichtlichen Erzählteile bieten einen spannenden Einblick in die Soziologiegeschichte der Bundesrepublik Deutschland nach 1945, durchaus geprägt vom Kontext des langen 20. Jahrhunderts. Erneut wird deutlich, wie autoritär die Herrenwelt der bundesdeutschen Universität geprägt war von Professuren, die oftmals in der Nazi-Zeit verstrickt waren. Aber auch die Forschungsansätze beider Protagonisten mussten sich gegenüber den verschlossenen, entwicklungsblockierenden Strukturen fixierter traditioneller Ordnungen von Disziplinen – immer wieder auch als soziale Machtverhältnisse etabliert – durchsetzen. Exemplarisch sind die Ausführungen von Schütze über das schwierige Habilitationsverfahren in Bielefeld (S. 202 f.).

Das Leben der Menschen ist im Sinne einer sozialwissenschaftlichen Poetologie[811] als Drama[812] zu verstehen.[813]

> „Die traurige Bilanz eines Lebens.“ „Maigret war sehr ernst und tief bewegt. Ein Leben setzte sich vor ihm zusammen, mehr als ein einziges Leben, das Leben eines Hauses, das Leben einer Familie.“[814]

811 Pajevic M (2012) Poetisches Denken und die Frage nach dem Menschen. Grundzüge einer poetologischen Anthropologie. Alber, Freiburg i. Br.-München.

812 Marx P (Hrsg) (2012) Handbuch Drama. Theorie, Analyse, Geschichte. Metzler, Stuttgart-Weimar.

813 Zu einer solchen Sicht vgl. auch umfassend in: Schulz-Nieswandt F, Köstler, U & Mann K (2021) Kommunale Pflegepolitik. Eine Vision. Kohlhammer, Stuttgart.

814 Simenon G (2020) Maigret und der geheimnisvolle Kapitän. Kampa Verlag, Zürich. 218 f. Zum Menschen- und Gesellschaftsbild in den Maigret-Geschichten von Simenon vgl. in Quack J (2000) Die Grenzen des Menschlichen. Über Geor-

Es wird auch deutlich, wie die wissenschaftliche Hinwendung beider Protagonisten (Oevermann wie Schütze) zum Verstehen der Art und Weise, wie Menschen in der dramatischen[815] Sorgestruktur ihres leidvollen familiengeschichtlichen[816] Alltags im Kontext der Katastrophen ihrer Erfahrung der kollektiven Zeitgeschichte ihre Entwicklungsaufgaben zu bewältigen versuchen, selbst wiederum aus der eigenen Lebensgeschichte zu *re*-konstruieren sind. Beide akademischen Lebensverlaufsgeschichten spiegeln diese Verarbeitungen des jeweiligen schicksalhaften[817] »Geworfenseins« in die Irrungen und Wirrungen der nationalsozialistischen Kriegszeit, der entbehrungsvollen unmittelbaren Nachkriegszeit und der weiteren Kulturgeschichte der Bundesrepublik, wie sie sich sodann durch die Umbrüche von 1968[818] veränderte. Verluste, Kränkungen, belastende Unsicherheiten, Identitätssuche und Entfaltungskämpfe, später dann aber auch differenzierende und versöhnliche Haltungen zeugen von der partiell freigelegten verborgenen Psychodynamik dieser Erzählungen. Die Entwicklung eines akademischen Profils als Eigenschaftsdimension einer Persönlichkeit ist eben nicht zu trennen von der komplexen Lebensverlaufsgeschichte. Und dies ist nicht zu trennen von den Strukturen und Verlaufsprozessen der Gesellschaftsgeschichte, in die alles »eingestellt« ist. Das Wort »eingestellt« ist theoriegeladen: Das Mensch in der Form als Subjekt ist in eine Struktur eingestellt, also einen »Sitz im Leben« habend, aus dem es verstanden werden kann in der Art, wie sich die Struktur in die Subjektivität formgebend eingeschrieben hat. Der Mensch ist nicht »festgestellt«, aber eingestellt,

---

ges Simenon, Rex Stout, Friedrich Glauser, Graham Greene. Königshausen & Neumann, Würzburg.

815 Man muss dazu Lombardi – entgegen seiner religiösen Absicht auf Re-Theologisierung einer historisch-dialektischen Konzeption der Geschichte – säkularisiert lesen, dann wird die Grammatik des Dramas deutlich: Das Apollinische und da Dionysische ringen in ihrer auf eine Synthese hin verstehbare Polarität in der Geschichte: Lombardi R (1951) Der Mensch im Drama der Geschichte. 2. Aufl. Verlag Josef Knecht, Frankfurt am Main. Vgl. auch Müller St (Hrsg) (2013) Jenseits der Dichotomie. Elemente einer sozialwissenschaftlichen Theorie des Widerspruchs. Springer VS, Wiesbaden.

816 Hildenbrand B (2005) Fallkonstruktive Familienforschung. 2. Aufl. VS, Wiesbaden.

817 Schütze F (1982) Narrative Repräsentation kollektiver Schicksalsbetroffenheit. In Lämmert E (Hrsg) Erzählforschung. Ein Symposion. Metzler, Stuttgart: 568–590.

818 Gilcher-Holtey I (1995) „Die Phantasie an die Macht“. Mai 1968 in Paris. 3. Aufl. Suhrkamp, Frankfurt am Main; Gilcher-Holtey I (2011) Die 68er Bewegung. Deutschland, Westeuropa, USA. 4. Aufl. Beck, München.

eingefügt. Es kommt zu einer Faltung von Struktur und Subjektivität, die Form der »Strukt-jektivität« generierend.

*Exkurs: Das Subjekt im Modus der Mich-Erfahrung*

Ich hatte auf die Publikation von Lambert Wiesing[819] bereits verwiesen.[820] Jetzt sollten wir diese, gegenüber der cartesianischen Position und dem Kant'schen Transzendentalsubjekt radikal andere, weil das Weltbild geradezu umkehrende Sicht aufgreifen und auf unsere Problemstellung applizierend vertiefen.

Nicht das Subjekt hat Wahrnehmung, die Wahrnehmung hat das Subjekt. In Analogie zum heliozentrischen Weltbild der Kopernikanischen Wende[821] als Ablösung des geozentrischen Weltbildes ist nicht das Subjekt der Nabel der Welt, sondern es ist eingestellt im Kosmos seiner Welt. Da der Mensch die Welt von sich aus sieht, bildet er sich ein, er sei der Mittelpunkt. Dabei steht er als geworfene Mitte in der Welt, die sich in ihn einschreibt, ihn positioniert, ihn organisiert, seine Freiheit als Spielräume des Verhaltens in Beziehung setzt zu den Prozessen des Schicksals als das Gewebe der Lebenswelten, in die er eingelassen ist. Er kann sich in diesem Kontext durch sein Potenzial exzentrischer Positionalität und angesichts seiner Plastizität selbsttranszendieren, aber nie in grenzenloser Souveränität, was eine wahnhafte Verstiegenheit als prometheische Hybris wäre, aus der der tiefe ikarische Sturz resultiert. Wiesing spricht von der „Inversion der Transzendentalphilosophie". Wiesing setzt diese Sicht in der Studie zur „Phänomenologie des Selbstbewußtseins"[822] fort, indem er ein „gleichursprüngliches Korrelationsapriori" konstituiert: Das sich als ein Selbst selbstbewusstes ICH ist als MICH eine Folge, nicht der Ausgangspunkt des In-der-Welt-Seins. Aus dieser Position des Hineingestelltseins muss nun das Subjekt Stil-haft eine Inbeziehungsetzung finden. Wiesing unterscheidet den malerischen und den linearen Stil. Die malerische Haltung ist ein Mit-der-Welt-verbunden-Sein; der lineare Stil ist ein Von-der-Welt-distan-

819 Wiesing L (2009) Das Mich der Wahrnehmung: Eine Autopsie. Suhrkamp, Frankfurt am Main.

820 Dazu auch Arndtz F (2009) L. Wiesing: Das Mich der Wahrnehmung. Journal Phänomenologie 32: 109–112; Lembeck K-H (2009) Lambert Wiesing: Das Mich der Wahrnehmung. Eine Autopsie. In: Phänomenologische Forschungen: 240–243; Streubel Th (2010) Lambert Wiesing, Das Mich der Wahrnehmung. Eine Autopsie. Allgemeine Zeitschrift für Philosophie 35 (2): 203–209.

821 Teichmann J (1985) Wandel des Weltbildes. 2. Aufl., WBG, Darmstadt.

822 Wiesing L (2020) Ich für mich. Phänomenologie des Selbstbewusstseins. Suhrkamp, Berlin.

ziert-Sein. Diese beiden Pole des Spektrums der Haltungen zur Welt sind analog zur inkludierenden Selbsthingabe und der exkludierenden Selbstbehauptung.[823] Das sind zwei verschiedene Formen des Wohnens als Modi der Selbstsorge. Die eine Form könnte, so Wiesing, das Holzhaus auf dem Lande sein, die andere Form das Wohnen im Penthouse eine metropolitanen Hochhauses.

Der Mensch, der, eingestellt, in seinem Leben mit all den Ereignissen, Herausforderungen, Krisen, Grenzsituationen, die er erfährt, umgehen muss, Sorge trägt für sich und sein Leben, entwickelt also Reaktionsmuster, Stile der Bewältigung, die von gelingender oder auch scheiternder Neigungsrichtung sein können. Das ist das Thema der auf die Daseinsarbeit der Menschen gerichteten *re*-konstruktiven Sozialforschung. Man möge mir erklären, wie diese Interaktionen in statistischen Zusammenhängen abgebildet werden können. Natürlich kann man in großen Stichproben den typologisch fassbaren Stilen auf der Spur sein. Man kann diese Stiltypen auch korrelieren mit anderen Konstruktvariablen, wenn man an einer diesbezüglichen Kausalität unabhängiger und abhängiger Variablen modellierend interessiert sein sollte. Oder man kann an Vorhersagen und Schätzungen interessiert sein. Lebensphilosophisch gesprochen: Es geht mit Blick auf die Ganzheitlichkeit der Person und die praktizierte Kunst des Lebens um das Werden der Person in seiner Auseinandersetzung mit seiner Welt, in der er steht. Johann Wolfgang von Goethe in seinem Faust (I, 2038 f): „Grau, teurer Freund, ist alle Theorie, und grün des Lebens goldner Baum." Ich lege diese Position für mich nicht theoriefeindlich aus: Wie vorliegend wohl deutlich wird, geht es bei der strukturalen Hermeneutik ja um eine komplex fundierte theoretische Perspektiv auf das praktische Leben.

Greifen wir nun in offener Haltung einige Überlegungen aus der Geschichte der Lebensphilosophie auf. Es geht hier[824] - mit Dilthey[825] (auch einige andere ausgewählte Denker kurz aufgreifend, ohne mich hier breit und tief zu entfalten) - um Relationen zwischen Erlebnis und Verstehen und um Biographie und Geschichte. Und es geht hier - mit Henri Bergson - um die Verarbeitung durch das lebendige konkrete Subjekt, der nach

823 Verwandte Analogien in Treu D (2012) Bild, Symbol, Fragment. Zur Wahrnehmungswirklichkeit von Entfremdungserfahrungen. Tectum, Marburg.

824 Kozljanic R (2004) Lebensphilosophie. Eine Einführung. Kohlhammer, Stuttgart.

825 Dilthey W (1970) Der Aufbau der geschichtlichen Welt in den Geisteswissenschaften. Suhrkamp, Frankfurt am Main.

dem Da-Draußen hin ein oberflächliches Ich der Erfahrung hat, aber nach dem Innen hin ein tiefes Ich. Er fokussiert später dann auf die Frage nach der Möglichkeit schöpferischer Entwicklungen. Eine sich daraus ergebende Dialektik von Sein und Werden entfaltet sich in der Soziologie von Georg Simmel als Dialektik von Leben und Form. An anderen Stellen habe ich erkannt, wie man auf das Werk von José Ortega y Gasset[826] (mitunter auch auf Ludwig Klages[827]) zurückgreifen kann, um diese Perspektive auf das Leben zu vertiefen. Die Beziehungen zu Existenzialismus und Positionen in der Philosophischen Anthropologie sind vielfach diskutiert.[828]

Das Leben sind die Strukturen, aus denen der Mensch zu verstehen ist. Was ist denn mit Strukturen gemeint? Aus dieser Sicht ist eine qualitative Mehrebenenanalyse, wie sie von Nohl[829] eingebracht wird, eine methodischer Fortschritt, aber keine theoretische Innovation, denn dass der Mensch eingestellt ist in Organisationen in sektoralen Funktionssystemen ist die übliche Art, wie z. B. mit Blick auf die Landschaft von Versorgungssystemen des Sozialstaates oftmals Mehr-Ebenen-Analysen betrieben werden, einerseits im Sinne der Statistikmodelle, andererseits auch als Heuristik qualitativer Studien, z. B.[830] zu Professionen und ihrem Interaktionsarbeiten (in der Pflege) in Einrichtungen (z. B. Heimen[831]) im Sektor der u. a. vom SGB XI und von den WTG der Länder strukturierten Versorgungslandschaften der Langzeitpflege. Zu diesen Strukturen gehören neben den normativ-rechtlichen Regimen und ihren implizierten Menschen- und Gesellschaftsbildern auch die Logiken der Sozialunternehmen im »Spinnennetz des Kapitalismus«[832].

Struktur benennt das Phänomen, das als kulturelle Einbettung bezeichnet worden ist, zu verstehen aus der intra-individuellen Offenheit des Men-

---

826 Ortega y Gasset J (1967) Was ist Philosophie? dtv, München.

827 Klages L (1981) Der Geist als Widersacher der Seele [drei Bände 1929–1932], 6. Aufl. Bouvier, Bonn.

828 Lersch Ph (2011) Erlebnishorizonte. Schriften zur Lebensphilosophie. Albunea, München 2011: 41–124; Bollnow O F (1958) Die Lebensphilosophie, Springer, Berlin.

829 Nohl A-M (Hrsg) (2013) Relationale Typenbildung und Mehrebenenvergleich. Neue Wege der dokumentarischen Methode, Springer VS, Wiesbaden.

830 Vgl. umfassend in Schulz-Nieswandt F, Köstler, U & Mann K (2021) Kommunale Pflegepolitik. Eine Vision. Kohlhammer, Stuttgart.

831 Schulz-Nieswandt F (2020) Der Mensch als Keimträger. Hygieneangst und Hospitalisierung des normalen Wohnens im Pflegeheim. transcript.

832 Schulz-Nieswandt F (2020) Der Sektor der stationären Langzeitpflege im sozialen Wandel. Eine querdenkende sozialökonomische und ethnomethodologische Expertise. Springer, Wiesbaden.

schen zur interpenetrativen Struktur hin. In horizontaler Perspektive ist der Mensch eingestellt in die (kommunikative[833]) Inter-Subjektivität, gedacht aus der Sicht einer Ontologie des »Zwischenraums«. (Ob man hierbei auf den späten Husserl[834] und somit auf die berühmte Studie von Berger und Luckmann[835] abstellen möchte, darf hierbei undiskutiert bleiben.) Das ist das Phänomen der sozialen Verkettung. Die kulturelle Einbettung ist der vertikale Vektor des Eingestelltseins: Durchaus im Sinne von Durkheim[836] gilt hier: Versteht man Religion, versteht man Gesellschaft[837]: Dort offenbart sich Gott, hier die Kultur der Gesellschaft, dort schreibt sich der Heilige Geist[838] (»Mana«) ein, hier die Sittlichkeit als „Geist der Gesetze" und die Moral als „Geist des »Über-Ichs«". Die soziale Verkettung ist der horizontale Vektor des Eingestellt-seins: Sloterdijk[839] drückte das im Lichte des Theorems der »Konnektivität« so aus: „Wir leben ko-isoliert, miteinander voneinander getrennt." Damit bin ich zurückgekehrt zum Anfang der Abhandlung, als ich die Liebe als Daseinsmodus des Eins-seins im Getrenntsein sprach.

Wenn man in dieser post-strukturalen Perspektive des dezentrierten Subjekts den genetischen Strukturalismus versteht, dann ist der Strukturalismus offen für eine Synthese mit der Phänomenologie eines Subjekts des gebundenen Entwerfens und kann daher offen sein für die Frage einer zugleich tiefenpsychologisch grundierten Habitushermeneutik. Das ist meine

---

833 Knoblauch H (2016) Die kommunikative Konstruktion von Wirklichkeit. Springer VS, Wiesbaden.

834 Zahavi D (2009) Husserls Phänomenologie. Mohr Siebeck, Tübingen (UTB).

835 Berger P L & Luckmann Th (1969) Die gesellschaftliche Konstruktion der Wirklichkeit. Eine Theorie der Wissenssoziologie. Fischer, Frankfurt am Main. Zu Luckmann vgl. auch Endreß M & Hahn A (Hrsg) (2018) Lebenswelttheorie und Gesellschaftsanalyse. Studien zum Werk von Thomas Luckmann. Herbert von Halem, Köln; ferner Schnettler B (2006) Thomas Luckmann. UVK, Konstanz.

836 Durkheim E (1981) Die elementaren Formen des religiösen Lebens. Suhrkamp, Frankfurt am Main.

837 Hollier D u. a. (Hrsg) (2012). Das Collège de Sociologie 1937-1939. Suhrkamp, Frankfurt am Main sowie Moebius St (2006) Die Zauberlehrlinge. Soziologiegeschichte des Collège de Sociologie 1937-1939. UVK, Konstanz.

838 Senkel Chr (Hrsg) (2016) Geistes Gegenwart. Zur religiösen Grundierung der Lebenswelt. EVA, Leipzig.

839 Sloterdijk P (1998) Sphären I - Blasen. Suhrkamp, Frankfurt am Main; (1999) Sphären II - Globen, Suhrkamp, Frankfurt am Main; (2004) Sphären III - Schäume. Suhrkamp, Frankfurt am Main.

positionierende Antwort auf die Frage nach dem Subjektverständnis[840] in der (strittigen[841]) hermeneutischen Wissenssoziologie[842], die sich auch gerade als Kritik an der Metaphysik der Strukturen der Objektiven Hermeneutik entzündete und sich heute stark ausdifferenziert hat. Fritz Schütze validiert mit seiner Erzählung seine eigene Forschungsperspektive. Ulrich Oevermann untermauert mit seiner Erzählung seine soziologische Sicht, wonach der Mensch von seiner sozialen Herkunft tiefgreifend geprägt, aber nicht determiniert ist, sich mit seinem schöpferischen Potenzial befreien kann, eigene neue Wege gehen kann. Hier kristallisiert sich die Perspektive der *Paideia*, wie sie als Formwerdung der Person im dialogischen Personalismus durchdacht worden ist, auch in konservativer Gestalt wie z. B. in der Pädagogik[843] der pragmatistischen Sozialreform[844] oder von Eduard Spranger[845] und in der Kulturkritik des entfremdeten Menschen aus der Sicht christlicher Soziallehre[846]. Insofern war der Rekurs auf Goethe zu Beginn der Analyse nicht falsch gewählt: Es ging um Metamorphosen, deren Grammatik – um nochmals den »linguistic turn«[847] zu bemühen – auf eine Verschachtelung als komplexe Faltung der individualbiographischen Erlebnisgeschehenszeit, der gesellschaftliche Zeitgeschichte und der andauernden Epoche verweist. Mit Automatismus und Determinismus hat eine solche Entelechie nichts zu tun. Alles hätte auch ganz anders[848] verlaufen können.

Das Buch, dessen interpretative Rezeption hier, in der vorliegenden Abhandlung, ja das Kernmaterial darstellt, ist auch für interessierte Studieren-

---

840 Poferl A & Schröer M (Hrsg) (2015) Wer oder was handelt? Zum Subjektverständnis der hermeneutischen Wissenssoziologie. Springer VS, Wiesbaden.

841 Hitzler R u. a. (2019) Kritik der hermeneutischen Wissenssoziologie. Juventa in Beltz, Weinheim-Basel.

842 Reichertz J u. a. (Hrsg) (1999) Hermeneutische Wissenssoziologie. UVK, Konstanz.

843 Schwer Chr & Solzbacher C (Hrsg) (2014) Professionelle pädagogische Haltung: Historische, theoretische und empirische Zugänge zu einem viel strapazierten Begriff. Klinkhardt, Bad Heilbrunn.

844 Pinhard I (2009) Jane Addams: Pragmatismus und Sozialreform. Budruch Uni-Press, Opladen u. a.

845 Spranger E (1921) Lebensformen. Geisteswissenschaftliche Psychologie und Ethik der Persönlichkeit. 2., völlig neu bearb. u. erw. Aufl. Niemeyer, Halle (Saale).

846 Vgl. z. B. Lotz J B (1959) Meditation im Alltag. 2., erw. Aufl. Josef Knecht, Frankfurt am Main.

847 Zu den Turns vgl. auch Bachmann-Medick D (2006) Cultural Turns. Neuorientierungen in den Kulturwissenschaften. Rowohlt, Reinbek bei Hamburg.

848 Dillmann M (2011) Poetologien der Kontingenz. Böhlau, Köln.

de der Sozialwissenschaften im weiten Sinne zu empfehlen. Sie bekommen einen lebendigen Zugang zu dem Abenteuer der rekonstruktiven Sozialforschung, aber die Studierenden werden weiterhin mit ausgeprägter Resilienz mit der sozialen Tatsache umgehen lernen müssen, dass das Feld der qualitativen Sozialforschung[849] (generell der Sozialforschung[850]) weit und unübersichtlich ist[851], ausgestattet mit symbolischen Distinktionsstrategien und identitätsstiftenden Abgrenzungen, die zu Ausgrenzungspraktiken werden, die entsprechend selbst erst dechiffriert werden müssen, und die oftmals chimärenhaft sind: Die Welt der Universität des *homo academicus* bleibt weiterhin eine ganz normale (oftmals in charakterneurotischer Weise »verstiegene«[852]) Welt, wie auch die Götterwelt des altgriechischen Olymps ja anthropomorphen Charakter hatte und eine Spiegelung der Vielfalt menschlicher Eigenschaften darstellte.

---

849 Dazu auch Hollstein B & Ullrich C G (2003) Einheit trotz Vielfalt? Zum konstitutiven Kern qualitativer Sozialforschung. Soziologie 32( 4): 29-53.

850 Diaz-Bone R & Weischer Chr (Hrsg) (2015) Methoden-Lexikon für die Sozialwissenschaften. Springer VS, Wiesbaden.

851 Zur Orientierung: Bohnsack R u. a. (Hrsg) (2018) Hauptbegriffe Qualitativer Sozialforschung. 4., vollst. überarb. u. erw. Aufl. Barbara Budrich, Opladen (UTB); Flick U u. a. (Hrsg) (2010) Qualitative Sozialforschung. Ein Handbuch. 8. Aufl. Rowohlt, Reinbek bei Hamburg.

852 Binswanger L (2010) Drei Formen missglückten Daseins. (1956). De Gruyter, Berlin.

# X. Das Leiden als Gegenstand qualitativer Sozialforschung und die notwendige Tiefe *re*-konstruktiver Sozialforschung

Mit dem Entfremdungsbegriff[853] war die Kapitalismuskritik immer schon im epistemischen Rahmen einer Pathologie des Sozialen betrieben worden. Jenseits eines ökonomistischen Marxismus ist die Entfremdungserfahrung ein Leiden am Scheitern an der Sorgeaufgabe der Daseinsführung, die mit der Lage der sozio-ökonomischen Ressourcen korreliert, sich darin aber nicht erschöpft. Auch Geist und Seele des Menschen werden ergriffen. Das hat auch die sozialkonservative Kritik der Moderne immer so gesehen. Aus der traditionellen Theodizee-Problematik ist in der Aufklärung infolge der Selbsterkenntnis des geschichtlichen Wesenscharakters der menschlichen Existenz die Kritik der sozialen Verhältnisse erwachsen. Die Menschen machen – so Karl Marx – ihre Geschichte selbst unter den jeweils gegebenen Verhältnissen. Gesellschaft ist für Marx das Medium der Geschichte. Die Geschichtswissenschaft war für ihn die allererste Disziplin. Geschichte verstehen, das bedeutete für ihn, der sozialen Wirklichkeit und ihrer Dialektik ihre eigene Melodie vorzuspielen und die Strukturen zum Tanzen zu bringen.

Insofern lag später Pierre Bourdieu völlig richtig, wenn er als ethnologischer Soziologe eine Hermeneutik der sozialen Relationen als Struktur der jeweiligen sozialen Felder vorlegte, indem der (die Praxis[854] der symbolischen Lebensführung generierende) Habitus der Menschen aus der Klassenlage der Menschen im relationalen Gefüge der Klassenverhältnisse *re*-konstruiert wird. Das Leiden der Menschen im Alltag, der eingelassen ist in die kognitive und pragmatische Kultur als Überbau, aber auch als Inkubator dieser Produktionsweise, ist das Thema der strukturalen Hermeneutik als *re*-konstruktiver Sozialforschung. Strukturale Hermeneutik *re*-konstruiert das Leiden des fragilen, eben oftmals nicht authentischen und souveränen Subjekts aus diesem Prozessgeschehen der Gesellschaft heraus. Michel Foucault hat daher im epistemologischen Theorem des *de*-zentrierten Subjekt explizit die passende methodologische Konsequenz gezogen: Da-

853 Israel J (1972) Der Begriff Entfremdung. Rowohlt, Reinbek bei Hamburg.

854 Wildfeuer A G (2011) Praxis. In KolmerP & Wildfeuer A G (Hrsg) Neues Handbuch philosophischer Grundbegriffe. Bd. 2. Alber, Freiburg im Br.-München: 1774–1804.

mit wird das Leiden des Alltagsmenschen in den »Strukturen seiner Lebenswelt« als Welt seines Lebens verstehbar.

Von Dilthey[855] - eine Quelle der existenzialen Daseinsanalytik[856] von Heidegger[857] - kann bereits gelernt werden, dass eine re-konstruktive Hermeneutik nicht ohne Psychologie[858] möglich ist[859]. Und gelernt werden kann, dass diese Psychologie nicht ohne Analyse der Kultur des Lebenszusammenhangs[860] im Kontext der Geschichte möglich ist.[861] Dilthey wirkt hier sehr modern und aktuell: Der Mensch wird aus seiner psychischen Struktur heraus verstanden, aber zugleich als hineingestellt in Kultur und Geschichte[862], woraus sich erst der ganze Lebenszusammenhang erschließen lässt.

---

855 Jung M (2014) Dilthey zur Einführung. 2., überarb. Aufl. Junius, Hamburg.

856 Vgl. ferner Bollnow O F (1955) Dilthey. Eine Einführung in seine Philosophie. 2. Aufl. Kohlhammer, Stuttgart.

857 Heidegger M (2006) Sein und Zeit. Mohr Siebeck,Tübingen: 397, 401.

858 Dazu auch Rattner J (2016) Wilhelm Dilthey. Ein Essay. Verlag für Tiefenpsychologie, Berlin.

859 Dazu auch in Dilthey W (2004) Logik und Wert. Vandenhoeck & Ruprecht, Göttingen; Dilthey W (1997) Psychologie als Erfahrungswissenschaft. Erster Teil. Vandenhoeck & Ruprecht, Göttingen; Dilthey W (2005) Psychologie als Erfahrungswissenschaft. Zweiter Teil. Vandenhoeck & Ruprecht, Göttingen.

860 Galliker M & Lessing H-U (2019) Psychologie des Lebens. Dilthey im Diskurs. Vandenhoeck & Ruprecht, Göttingen.

861 Rodi F (2017) Diltheys Philosophie des Lebenszusammenhangs. Strukturtheorie – Hermeneutik – Anthropologie. Alber, Freiburg i. Br.-München.

862 Dilthey W (1970) Der Aufbau der geschichtlichen Welt in den Geisteswissenschaften. Suhrkamp, Frankfurt am Main.

# Nachwort

Mag sein, dass die Soziologie ein Upgrade braucht oder ansonsten zur Antiquariatsware wird.[863] Mag daher sein, dass mein Buch bereits ins Antiquariat gehört, bevor es im Buchmarkt erscheint. Ich sehe das aber anders. Der soziale Wandel erwirkt natürlich neue Theorien, aber an der brauchbaren Relevanz von Theorien, wie sie hier als strukturale Hermeneutik in aller Dichte skizziert worden ist, ändert sich nicht viel, weil ihre onto-anthropologischen Grundlagen sich nicht überholt haben. Sie bleiben auch von den Wandlungen, die eine Historische Anthropologie beschreibt, weitgehend unberührt, weil sie nur die Formen der Subjektivität als Subjektivierung betreffen, nicht aber die universalen Mechanismen, die in der ontologischen Dialektik von Subjekt und Objekt begründet und die in der Bindung der Ontogenese[864] an die Evolutionsstufen der Phylogenese verankert sind. Alle kulturellen Variationen kreisen um diese Bausteine einer Grammatik der Kultur des Sozialen. So mögen sich Modelle der Sozialstrukturanalyse dem Wandel anpassen, an der bislang ewigen Geometrie von Zentrum und Peripherie als Muster von Inklusion und Exklusion ändert sich nichts, auch bleiben die binären Vektoren (Da-oben versus Da-unten, Innen und Außen) wirksam.

Mich regen auch die posthumanen und transhumanen Visionen[865] – die Literatur ist bereits ein weites Feld – in der Anthropozän-Geoepoche nicht dergestalt an, dass ich sogleich die Möglichkeiten einer theoriegeschichtlich gewachsenen Soziologie und Psychologie den Müllbergen der Olchis übergeben muss. Zumal ich angedeutet habe, dass ich die strukturalistische Version vom Ende (vom Tod) des Subjekts methodologisch, aber nicht ontologisch verstehe. Die Idee der Selbstsorge im Kontexte der »Paideia der Polis« und somit die Idee der Aufklärung in den Grenzen einer von einer prometheischen Hybris freien Bedingtheit des ins Schicksal geworfenen Menschen bleibt das Fundament der Zukunft.[866] Daher ist

---

863 Laux H (2014) Soziologie im Zeitalter der Komposition. Koordinaten einer relational-dynamische Netzwerktheorie. Velbrück, Weilerswist.

864 Garz D (2007) Sozialpsychologische Entwicklungstheorien. 3. Aufl. VS, Wiesbaden.

865 Loh J (2019) Trans- und Posthumanismus. 2., überarb. Aufl. Junius, Hamburg.

866 Vgl. dazu auch Angehrn E (2020) Vom Anfang und Ende. Leben zwischen Geburt und Tod. Klostermann, Frankfurt am Main.

es Aufgabe der Wissenschaft, nach wie vor den Menschen in seiner Kultur der sozialen Praktiken in den Versuchen der Bewältigung des Lebens zu verstehen.

Und daher will ich am Ende nochmals auf einer Geschichtsphilosophie Kritischer Theorie pochen, hier aber angeregt von der Vision eines »subversiven Messianismus«[867], der aus dem Werk von Giorgio Agamben erwächst, anknüpfend an meine letzten Publikationen, in denen ich mich auch mit Benjamins Jetztzeit-Verständnis[868] im Kontext der Römerbrief-Auslegung[869] beschäftigt habe.[870] Die »kommende Gemeinschaft«[871] ist nicht die monarchische Kirche[872] und ihre hierarchischen ministerialbürokratischen Strukturen, Ämter und sozialen Praktiken der Rituale ihrer Wahrheitsspiele, sondern ein »Reich«[873], das auf einem anderen Fundament gebaut ist: Demnach ist das Leben zu leben aus der Hoffnung heraus, die von der Liebe getragen wird und sich in der Polis der Freundschaft[874] ausdrückt. Jenseits der politischen Ontologie des »Lagers«, also sodann als eine inklusive Welt der Differenzierungen von Singularitäten, ist es eine kohäsive Welt des Zusammenlebens, die hier angedacht wird.

---

867 Kirschner M (Hrsg) (2020) Suversiver Messianismus. Interdisziplinäre Agamben-Lektüre. Academia in Nomos, Baden-Basen.

868 Kuran D (2019) Geschichte zwischen Mythos und Messianischem. V&R unipress, Göttingen.

869 Agamben G (2006) Die Zeit, die bleibt. Ein Kommentar zum Römerbrief. 6. Aufl. Suhrkamp, Frankfurt am Main.

870 Vgl. u. a. Schulz-Nieswandt F (2017) Menschenwürde als heilige Ordnung. Eine dichte Re-Konstruktion der sozialen Exklusion im Lichte der Sakralität der personalen Würde. transcript, Bielefeld; Schulz-Nieswandt F (2018) Morphologie und Kulturgeschichte der genossenschaftlichen Form. Eine Metaphysik in praktischer Absicht unter besonderer Berücksichtigung der Idee des freiheitlichen Sozialismus. Nomos, Baden-Baden; Schulz-Nieswandt F (2020) Siegfried Katterle (1933-2019). Sein Werk im Lichte der politischen Theologie von Paul Tillich. Duncker & Humblot, Berlin.

871 Agamben G (2003) Die kommende Gemeinschaft. Merve, Berlin. Dazu auch Kühn H (2020) Theorie der Sinngularitäten. Eine Lektüre von Giorgio Agambens »Die kommende Gemeinschaft«. Velbrück, Weilerswist.

872 Und damit Carl Schmitts Staat: Hofmann H (2020) Legitimität statt Legalität. Der Weg der politischen Philosophie Carl Schmitts. 6., unveränd. Aufl. Duncker & Humblot, Berlin. Davon ist auch die Debatte um die Notwendigkeit eines Verfassungsgerichtes nicht unberührt: Grimm D (2020) Recht oder Politik? Die Kelsen-Schmitt-Kontroverse zur Verfassungsgerichtsbarkeit und die heutige Lage. Duncker & Humblot, Berlin.

873 Agamben G (2012) Kirche und Reich. Merve, Berlin.

874 Agamben G (2018) Das Abenteuer. Der Freund. Matthes & Seitz, Berlin.

Wenn Oevermann im Rekurs auf Max Weber der Meinung ist, Wissenschaft dürfe/könne nicht normativ sein, weil dies Sache des privaten Bürgers (etwa als Staatsbürger) sei, so läuft er Gefahr, dass an der bösartigen Witzen, mit denen die Frankfurter Schule ihn als verblendeten Empiristen empfangen hatte (er sei ein Positivist, aber diese Verblendung würde man ihm schon noch austreiben), etwas dran wäre: Befunde können nur im Lichte ihrer Bedeutung zu uns sprechen. Diese Bedeutung ist aber nicht rein privater Art, sondern betrifft Fragen des »guten Lebens«. Und auf die Fragen, was denn ein gutes Leben ausmachen kann, kann eine anthropologisch fundierte Rechtsphilosophie durchaus Antworten mit hinreichendem Grund geben. Oder zählt jene Disziplin, die einst die Königsdisziplin war, nicht mehr zum Kanon der Fakultätswissenschaften? Der herrschaftsfreie Diskurs – unabhängig davon, wie realistisch er ist – muss (und hier kritisch gegen Habermas argumentierend) einen substanziellen normativen Kern als kollektiv geteilte Axiomatik bereits voraussetzen, sonst öffnet er die Büchse der Pandora[875] für Werterelativismus und Dezisionismus. Es hat ohnehin lange gedauert, bis Gustav Radbruchs[876] Theorem der Ungerechtigkeit des geltenden (nationalsozialistischen) Rechts von der Staatsrechtslehre der Nachkriegszeit als modernes Naturrecht anerkannt wurde.[877]

Gemessen an diesem Idealtypus[878] des Telos ist die empirische Welt sozialer Wirklichkeit zu skalieren. Das ist nicht paternalistisch[879], weil 1) der Spiegel selbst Teil der Totalität der Wirklichkeit ist, also nicht transzendeter Art mit Blick auf die Immanenz des Weltinnenraums ist, und weil 2) Kritische Theorie die transzendierenden Träume der alltäglichen Lebenswelt dem Grunde nach aufnimmt und einen reflexiven Diskurs über ihre

875 Panofsky D & Panofsky E (1992) Die Büchse der Pandora. Bedeutungswandel eines mythischen Symbols. Campus, Frankfurt am Main-New York; Wellbery D E (2017) Goethes Pandora. Dramatisierung einer Urgeschichte der Moderne. Bayerische Akademie der Wissenschaften, München.

876 Kaufmann A (1987) Gustav Radbruch. Rechtsdenker, Philosoph, Sozialdemokrat. Piper, München.

877 Dazu auch Pauly W (Hrsg) (2011) Rechts- und Staatsphilosophie des Relativismus. Pluralismus, Demokratie und Rechtsgeltung bei Gustav Radbruch. Nomos, Baden-Baden.

878 Gerhardt U (2001) Idealtypus. Zur methodischen Begründung der modernen Soziologie. Suhrkamp, Frankfurt am Main.

879 Celikates R (2009) Kritik als soziale Praxis. Gesellschaftliche Selbstverständigung und kritische Theorie. Campus, Frankfurt am Main-New York.

Richtung und Formbestimmtheit initialisiert. Müller-Herlitz nannte dies mit Bezug auf das Theorem der Entfremdung „Realer Humanismus".[880]

Die strukturale Hermeneutik *re*-konstruktiver Sozialforschung zeigt – immer nahe am Menschen und seinen Krisen und Lebensversuchen im Alltag – uns die Kluft auf, die uns vom Noch-Nicht des Telos trennt[881]. Damit wird nochmals, am Ende der vorliegenden kleinen und dichten Abhandlung, deutlich, dass ich selbst der Meinung bin, *re*-konstruktive Sozialforschung bedarf der fundamentalen Philosophie der menschlichen Existenz und ihrer Daseinsproblematiken angesichts des Elends in der Welt[882]. Das Verhältnis von Geschichts- und Sozialphilosophie zu einer Soziologie als „Wirklichkeitswissenschaft" war und ist strittig.[883] Auch in nicht-marxistischer Theorietradition sieht eine „projektive Soziologie"[884] die Möglichkeit als Teil der Wirklichkeit. Die nicht fatal in depressive Grundgestimmtheit umkippende Haltung der produktiven Melancholie bringt im Lichte der Empörung die Hoffnung in der Verknüpfung mit geduldiger Gelassenheit zum Ausdruck. Dies dürfte die Haltung Kritischer Theorie *re*-konstruktiver Sozialforschung sein.

---

880 Müller-Herlitz U (1972) Karl Marx. Wesen und Existenz des Menschen. Ansätze zur kritischen Erörterung seiner Anthropologie. Goldmann, München.

881 Dazu auch Meints-Stender W u. a. (Hrsg) (2009) Raum der Freiheit. Reflexionen über Idee und Wirklichkeit. transcript, Bielefeld.

882 Bourdieu P u. a. (2002) Das Elend der Welt. Zeugnisse und Diagnosen alltäglichen Leidens an der Gesellschaft. 2. Aufl. UVK, Konstanz.

883 Kruse V (1999) »Geschichts- und Sozialphilosophie« oder »Wirklichkeitswissenschaft«. Suhrkamp, Frankfurt am Main.

884 Klages H (1968) Soziologie zwischen Wirklichkeit und Möglichkeit. Plädoyer für eine projektive Soziologie. Westdeutscher Verlag, Darmstadt.

FSC
www.fsc.org
MIX
Papier | Fördert gute Waldnutzung
FSC® C083411

Kolibri 360 GmbH
Ferdinand-Jühlke-Straße 7
99095 Erfurt, Deutschland
produktsicherheit@kolibri360.de